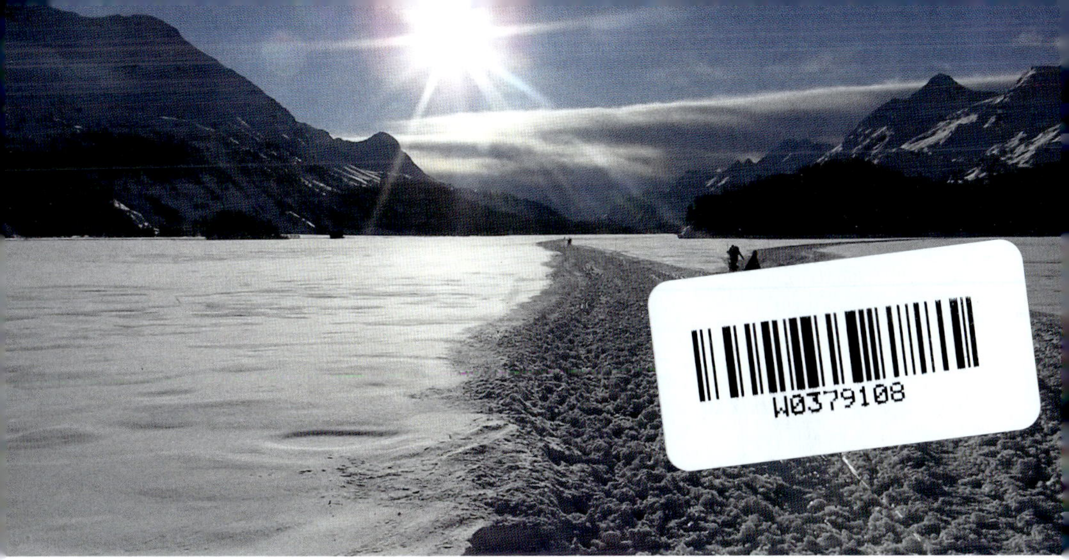

Inhalt

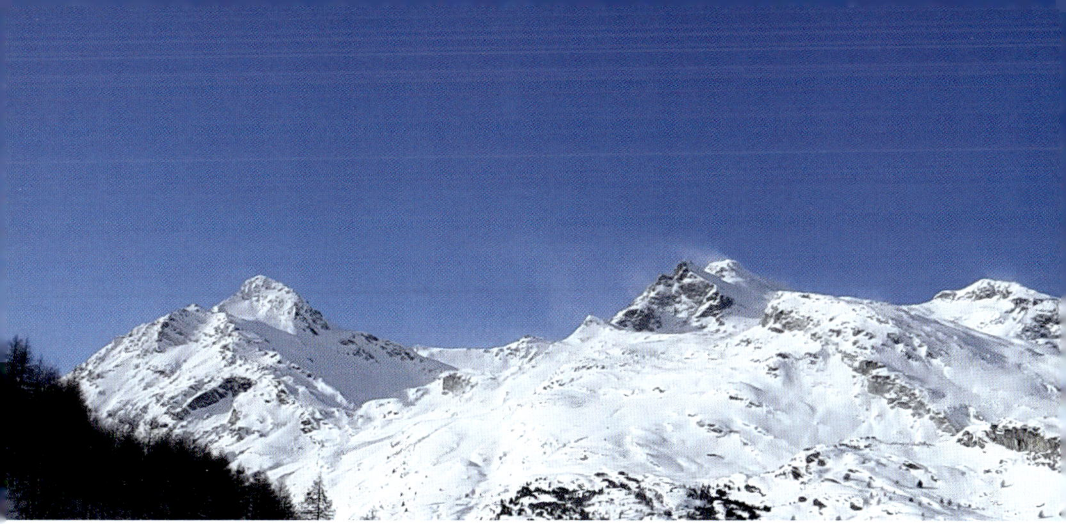

Einleitung:

Die Lockdowns der Coronakrise seit März 2020 sind eine spirituelle Herausforderung. Ich erlebe diese als einen weltweiten Angriff auf das menschliche Bewusstsein. Ein Versuch, die Menschen in Ängsten zu verstricken und von ihrem souveränen Kern, dem Ich und der geistigen Welt abzuschneiden. Das ist eine große Prüfung.

Es geht jetzt vor allem darum, die Souveränität und die geistige Anbindung zu behalten und zu verstärken. Dazu stelle ich im Folgenden 28 Meditationen und Seelenübungen vor. Hier sind wir handlungsfähig, nicht ohnmächtig, es liegt nur an uns. Wir sind souverän. Das stärkt unsere Würde.

Die Lockdowns ab März 2020 überraschten damit, was plötzlich alles möglich ist oder eben nicht mehr ist: Einschränkung von Grundrechten, üble Diffamierung von nüchtern argumentierenden Menschen und Wissenschaftlern, einseitige Information in den Medien. Die Coronainfektion ist eine schwere Krankheit, wie andere Infektionen auch. Aber warum ängstigt diese so stark? Und warum dieser schwere Eingriff in die Fundamente unserer Gesellschaft? Lockdown ist ein Begriff aus dem Strafvollzug und bedeutet das Abschließen der Zelle. Ganze Völker wurden eingesperrt. Es entstand das zunehmende Gefühl, in einem George Orwell Roman zu leben. Nach einer kurzen Entspannung im Sommer 2020 beschließen die Regierungen weitere zermürbende Lockdowns über Monate. Die Schäden übersteigen den Nutzen vermutlich um ein Vielfaches, weltweit werden durch die Lockdown-Folgen mehr Menschen sterben als durch die

Krankheit, doch eine offene Diskussion über die Verhältnismäßigkeit der Lockdowns findet nicht statt. Stattdessen wird ein starker Druck zum Impfen aufgebaut und die Bevölkerung in zwei Teile gespalten. (1)

Viele fühlen, wie etwas auf die Welt drängt mit einer unermesslichen Gewalt, was nicht Freiheit und Liebe im Sinn hat. Über unserem Leben und der Gesellschaft lastet ein großes, dunkles, übermächtiges Irgendetwas. Das macht Angst.

Ein Gegenmittel dazu ist Selbstbesinnung und Meditation. Das stärkt die individuelle Kraft und schafft Freiheit. Und mit spirituell-heilenden Taten können wir Angriffen die geistige Energie nehmen und damit das kollektive Denken und Fühlen entspannen. Das hilft dann auch der gesellschaftlichen Entwicklung. Innere Taten und äußere Taten gehören zusammen.

Entscheidend erscheint mir, nie die Liebe und den geistigen Anschluss zu verlieren. Es gibt die Gefahr, dass man in der Kritik an den staatlichen Maßnahmen verbittert und damit genau den dunklen Kräften in sich Raum gibt, vor denen man sich fürchtet.

Die hier vorgestellten 28 Meditationen haben sich in den letzten Monaten bewährt. Diese macht man am besten zu mehreren und tauscht sich über die Erfahrungen aus. Der Austausch ist sehr wichtig zur Verdauung. Wenn man nur allein ist, ist es gut die Erlebnisse aufzuschreiben. Man muss die Übungen nicht der Reihe nach machen, sondern man kann immer die Übung auswählen, die man als passend empfindet. Übungen, zu denen man keinen Zugang findet, lässt man einfach aus.

Die folgenden Meditationen richten sich an Menschen mit spirituellem Interesse, egal von welcher Richtung oder Schule. Ich versuche allgemeinverständlich zu sein. Wer davon überzeugt ist, dass es nur eine materielle Welt gibt, für den ist das Folgende nicht gedacht, denn er wird es nicht verstehen können. Für mich ist die Seelen- und Geisteswelt eine täglich erfahrene Realität und das ist der Ausgangspunkt der Übungen.

Ich bin seit bald 20 Jahren Lehrer in Anthroposophischer Meditation. Anthroposophie ist die Wissenschaft der geistigen Welten. Vieles kann ich hier nur kurz beschreiben. Die Praxis der Meditation und die Erforschung der geistigen Welt ist ein großes und komplexes Gebiet. Am Schluss dieses Textes werden „geisteswissenschaftliche Blickwinkel zur Coronakrise" zusammengetragen. Es werden viele offene Fragen bleiben, das ist gut, denn das regt an.

Als weitere Hilfen zum Verdauen der Coronakrise haben wir weitere

Texte auf unsere Webseite gestellt: https://www.anthroposophische-meditation.de/corona-krise. Es sind Beiträge zur geistigen Dimension und zum meditativen Umgang mit dem Coronavirus, Texte von Rudolf Steiner und aus dem Umfeld der Anthroposophie sowie weitere Links zur unabhängigen Information.

Die weltweiten Lockdowns seit März 2020 waren für uns Bürgerinnen und Bürger unvorstellbar. Sie wurden aber in mehreren internationalen Treffen vorgedacht, z.B. bei der Konferenz „Dark Winter" 2001. Der Begriff „dunkler Winter" oder „harter Winter" wurde 2020/21 von Politikern immer wieder gewählt. (2) Spirituell können wir daraus einen weißen Winter machen. Die Fotos in diesem Heft sollen uns dabei ermuntern.

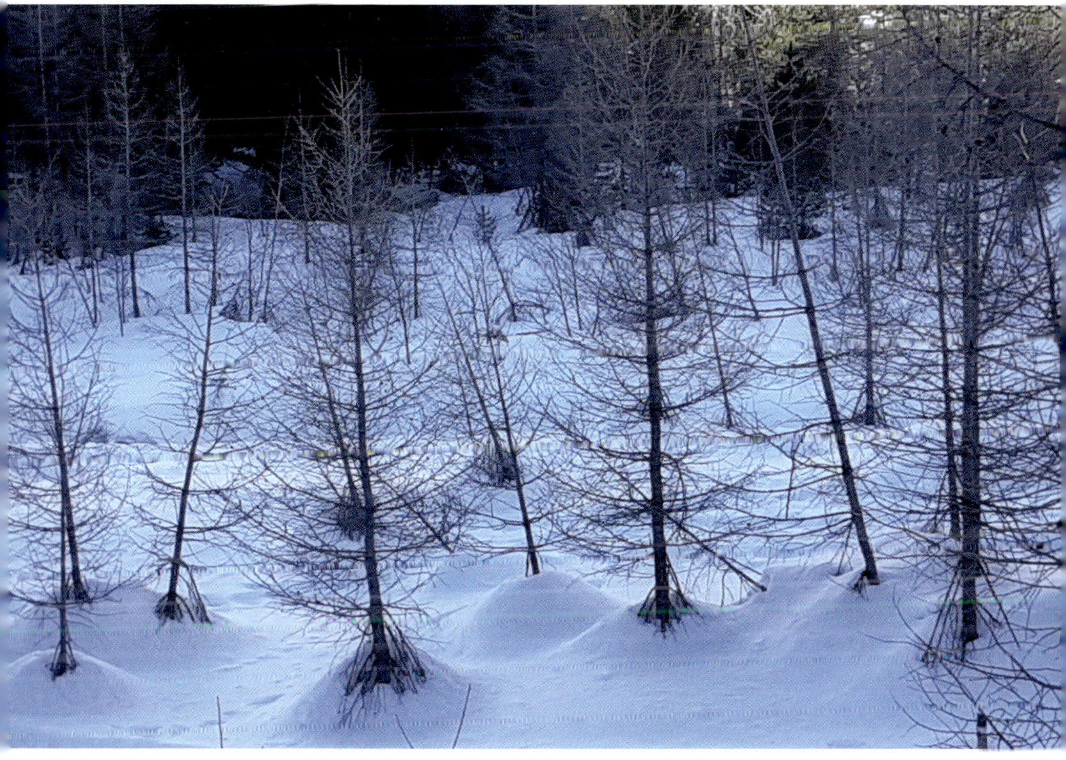

Basismeditationen

Übung 1:
Corona-freie Zeiten schaffen und die geistige Anbindung stärken

Die Coronamaßnahmen, die das täglichen Leben stark prägen, die Angst vor Erkrankung, die Angst vor den Folgen der Maßnahmen, der Medien-Dauerbeschuss, dadurch entsteht bei vielen ein zermürbender Corona-Dauerstress. Wir brauchen jeden Tag coronafreie Zeiten, in denen das Thema nicht in der Seele lebt, sondern wir uns mit Aufbauendem erfüllen. Ein Spaziergang im Wald, ein gutes Buch, gute Gespräche, schöne Erlebnisse oder eine Meditation. In jeder Meditation geht es darum, die geistige Anbindung zu verstärken, im Folgenden eine einfache Variante:

Übung: Ich bringe mich in eine entspannte aufrechte Sitzposition, gehe mit der Aufmerksamkeit zu mir selbst und spüre mich. Wie fühlt sich der Körper an, welche Stimmung ist im Herzen, was ist im Denkraum los? Nach einiger Zeit der Selbstwahrnehmung verweile ich in dem Satz: „Christus in mir". (Oder „Buddha in mir", jede und jeder sollte sehen, zu wem der beste Zugang besteht.) „Christus in mir" halten und innerlich Raum schaffen, so dass die wärmende Liebe des Christus (oder die erhabene Gelassenheit des Buddha) die Seele und den Körper durchdringt. Dabei kann auch eigene Unruhe und Anspannung deutlicher werden, das ist gut so. Einfach bei Christus (oder Buddha) bleiben, fünf Minuten oder mehr.

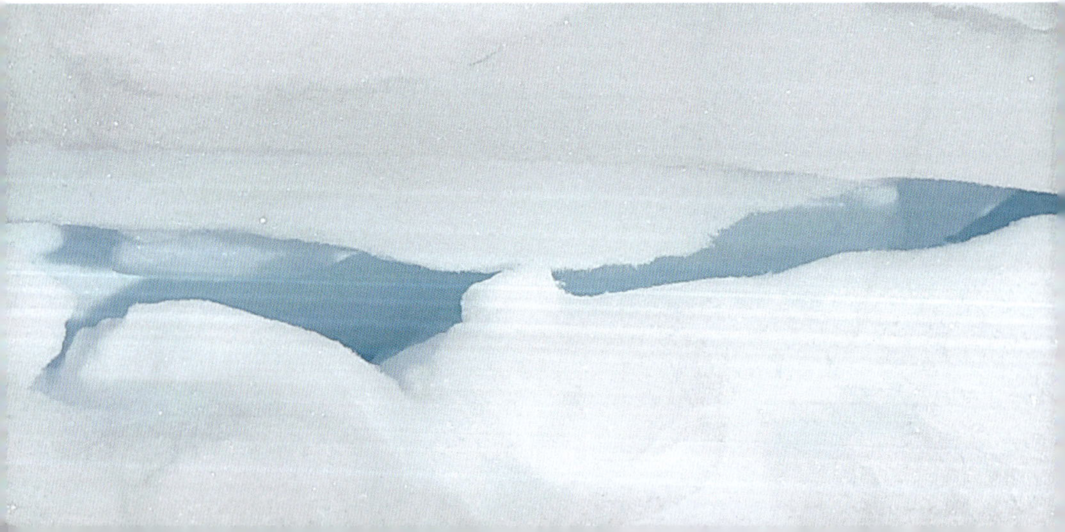

Übung 2:
Über den Tag verteilt viele kleine Meditationen und Gebete

Botho Sigwart zu Eulenburg war ein begabter Komponist, der 1915 im ersten Weltkrieg mit 31 Jahren verstarb. Seine Schwestern und Cousinen hielten regelmäßigen inneren Kontakt zu ihm und schrieben über Jahrzehnte auf, was sie von ihm erfuhren. Seine Mitteilungen sind in zwei Bänden mit dem Titel „Brücke über den Strom" veröffentlicht, sehr innig-lich und berührend. Sigwart schildert ausführlich seine Erfahrungen im nachtodlichen Leben und begleitete seine Freundinnen und Freunde durch die rabenschwarzen Zeiten des ersten und zweiten Weltkrieges. Er schildert immer wieder, wie es in den höheren Regionen der geistigen Welt strahlend, hell und rein ist, während auf der Erde und in den unteren Astralregionen Unmengen dunkler Dämonen wüten und in die Gefühle und Gedanken der Menschen einziehen. Er ermuntert deshalb ständig, die geistige Anbindung zu pflegen. In den dunklen Zeiten reiche es aber nicht aus, zweimal am Tag zu meditieren oder zu beten, auch dreimal reiche nicht. Denn angesichts der Menge an Dämonen seien die Zeitlücken zu groß, und durch diese könnten sie hinein. Siegwart empfiehlt deshalb, möglichst jede Stunde zu beten, zu meditieren oder eine kleine Besinnung zu machen. Erst dann sei der geistige Schutzwall so geschlossen, dass die Dämonen nicht mehr hereinkommen können.

Übung: Jede Stunde ein Gebet sprechen oder in einem kräftigenden Gedanken meditativ verweilen. Jede Stunde sich die Frage stellen, bin ich in einem guten Zustand und mit den rechten Geistern verbunden?

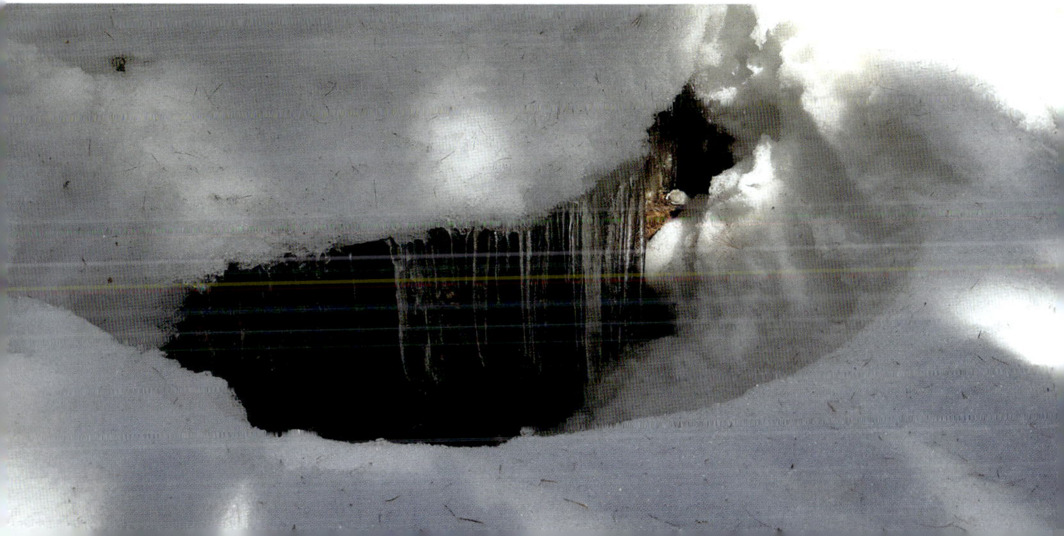

Gefühlsraum klären

Übung 3:
Wut und Ärger in Kraft und Klarheit wandeln

Wenn ich über die Lockdowns nachdenke, so ist das für mich eine sehr große emotionale Herausforderung. Ich stelle mir die Situation vor Augen:

- Die Lockdowns seit März 2020 haben verheerende Schäden für die physische und seelische Gesundheit, Wirtschaft, Staatsfinanzen, Demokratie, soziales Vertrauen, etc.
- Sicher ist schon jetzt dass durch die Lockdowns ein Vielfaches an Menschen sterben werden als insgesamt durch die Coronainfektionen. Das gilt vermutlich auch für Deutschland, sicher aber für die Dritte Welt, wo viele Millionen verhungern werden.
- Sehr viele Studien zeigen, dass Lockdowns unnütz sind, sie bringen gegen den Infektionsverlauf fast nichts im Gegensatz zu zielgerichteten Hilfen für Risikogruppen und freiwillige Maßnahmen. (3)
- Das spielt für unsere Politiker und Medien aber keine Rolle, sie haben sich von evidenzbasierter Politik verabschiedet. Die Lockdowns sind eine politische Entscheidung, wie Bundeskanzlerin Angela Merkel ausdrücklich sagte. (4)
- Das alles ist so schrecklich, dass ich es kaum aushalte.

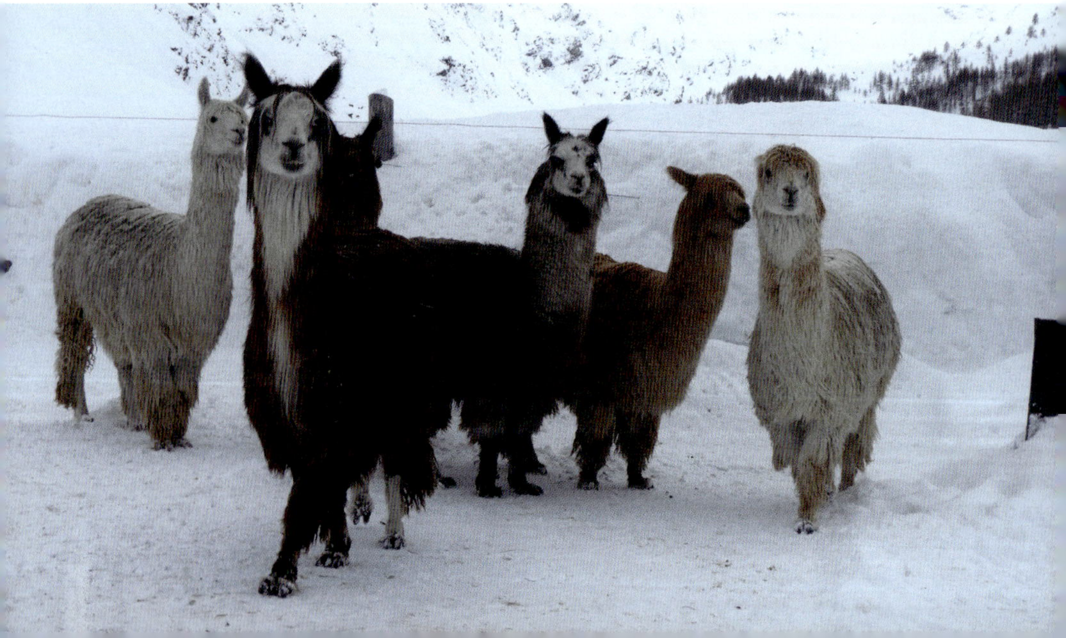

Wenn ich darüber nachdenke, sammelt sich in mir immer mehr Enttäuschung, Ärger und Wut. Ich weiß, dass es vielen anderen Menschen auch so geht. Was macht man damit? Der Ärger schadet mir selbst, ich fühle mich schlecht, und er raubt mir Energie. Man kann damit aber auch etwas Produktives machen, denn im Ärger steckt immer auch eine positive Willenskraft.

Übung: Ich stelle mich hin. Der Ärger steigt in mir auf, ich erlebe ihn, empfinde ihn und begrüße ihn. Nun leite ich den Ärger durch den Körper, die Beine und die Füße in den Boden ab. Der Ärger verlässt mich und so kann die darin liegende Willenskraft freigesetzt werden, die nun hochströmt und mich erfüllt. Ich erlebe die Willenskraft und gebe ihr Raum. In den Gliedmaßen fühle ich Stärke, der Kopfbereich wird klarer. Diese Willenskraft kann ich später für Handlungen gebrauchen, doch jetzt geht es erst einmal darum, mich mit dieser Willenskraft zu durchdringen und diese anzusammeln. Ich ähnle zunehmend einer Eiche. Wie fühle ich mich jetzt, ist der Ärger noch da?

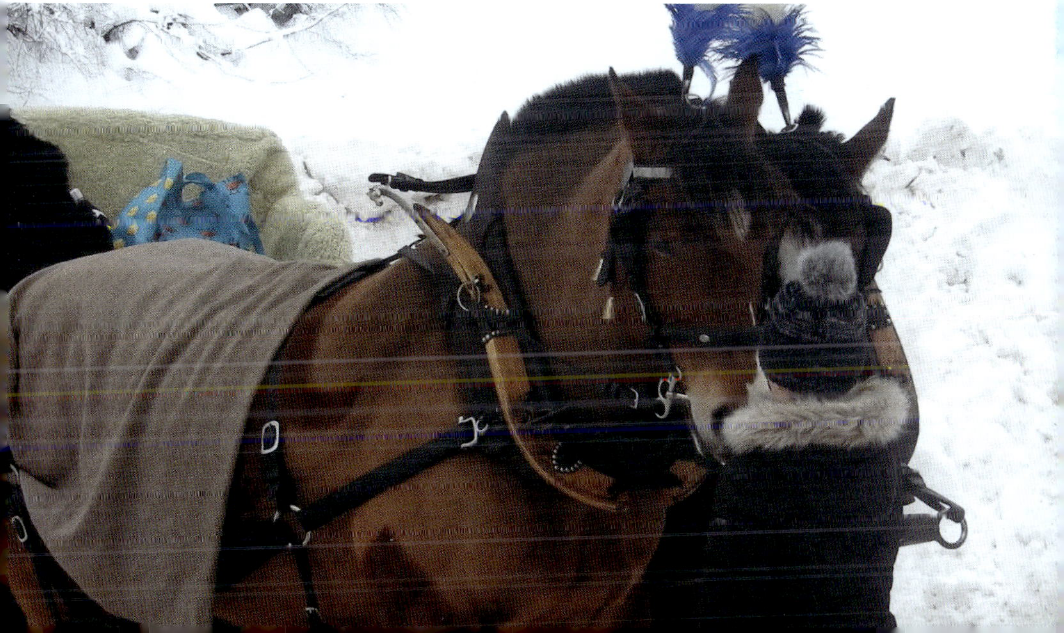

Übung 4:
Gefühle sortieren, klären und wahrnehmen

Die vorgeschlagene Ärger-Verwandlung (Übung 3) funktioniert meistens nur teilweise, das Seelenleben ist komplex. Die Corona-Lockdowns haben in uns allen sehr viele Gefühle ausgelöst.

Gesellschaftlich wurde durch die Medien und die Politik systematisch viel Angst vor dem Corona-Virus erzeugt, das brachte schon vorhandene verborgene Ängste der Menschen in Schwingung, Angst vor dem Tod, Angst vor Existenzverlust, Angst vor Ausgrenzung, Ängste, die schon lange in der Seele schlummern. Es hat eine Art großflächiger Retraumatisierung stattgefunden, die Ängste wurden aber auf das Virus projiziert. So kann man die umfangreiche Aufregung verstehen, denn das Virus allein würde das nicht hergeben. Das Problem dabei ist, dass zwar verborgene Ängste hochkommen und von der Seele gefühlt werden, dass aber kein Verarbeitungsprozeß stattfindet, da die Ängste auf das Virus projiziert und von eigentlichem Kontext losgelöst werden. Die eigentlichen Themen werden damit wieder verdeckt und nicht angesehen.

Derselbe Mechanismus kann auch stattfinden, wenn man zum Beispiel Angst vor einer Gesundheitsdiktatur hat. Es könnte zum Beispiel sein, dass damit unerlöste Erlebnisse mit einem autoritären Vater oder andere traumatische Erlebnisse getriggert werden.

Darin liegt eine Chance. Durch die Lockdowns kommen wir mit den Schatten der Seele in Berührung und haben die Möglichkeit, diese zu erhellen und zu integrieren.

Übung: Ich sammle und notiere die Gefühle, die die Lockdowns in mir auslösen. Jedes Gefühl versuche ich durch Nachfragen zu präzisieren. Wie erlebe ich es im Körper, z.B. Enge, Druck, Verspannung etc.? Was für ein Gefühl ist es, ist es Wut, Verzweiflung, Angst, Ohnmacht etc.? Welche besonderen Qualitäten oder Färbungen hat es? Und auf was bezieht sich das Gefühl? Wenn ich zum Beispiel Angst habe, ist es Angst vor Krankheit, vor politischer Unterdrückung oder vor wirtschaftlicher Vernichtung? Und bei jedem Gefühl frage ich mich: Wird ein persönliches Thema getriggert oder lebe ich die kollektive Stimmung mit? Ich notiere die Gefühle, achte sie und nehme sie wahr und verweile darin. Es ist wichtig und heilsam, mit den Gefühlen zu verweilen, bevor man weiteres mit ihnen macht.

Übung 5:
Heilarbeit mit belastenden Gefühlen

Beim Sortieren der Gefühle werden Einzelne hervortreten, die Hilfe und Erlösung bedürfen. Solche Seelenarbeit ist oftmals ein langer Weg. Im Folgenden eine Grundübung.

Übung: Ich fühle ein belastendes Gefühl und nehme eine Beobachterposition ein, zum Beispiel den Standpunkt des eigenen Engels. Ich frage mich, was braucht dieses Gefühl, was ich ihm bisher nicht gegeben habe? Dann tue ich dem belastenden Gefühl etwas Gutes und bete zum Beispiel das Vaterunser oder ein anderes Gebet hinein. Oder ich schenke ihm ein schönes Lied oder Melodie, die ich in das Gefühl hineinsinge. Abschließend schaue ich wieder auf das Gefühl. Hat es sich verändert? Braucht es noch etwas anderes?

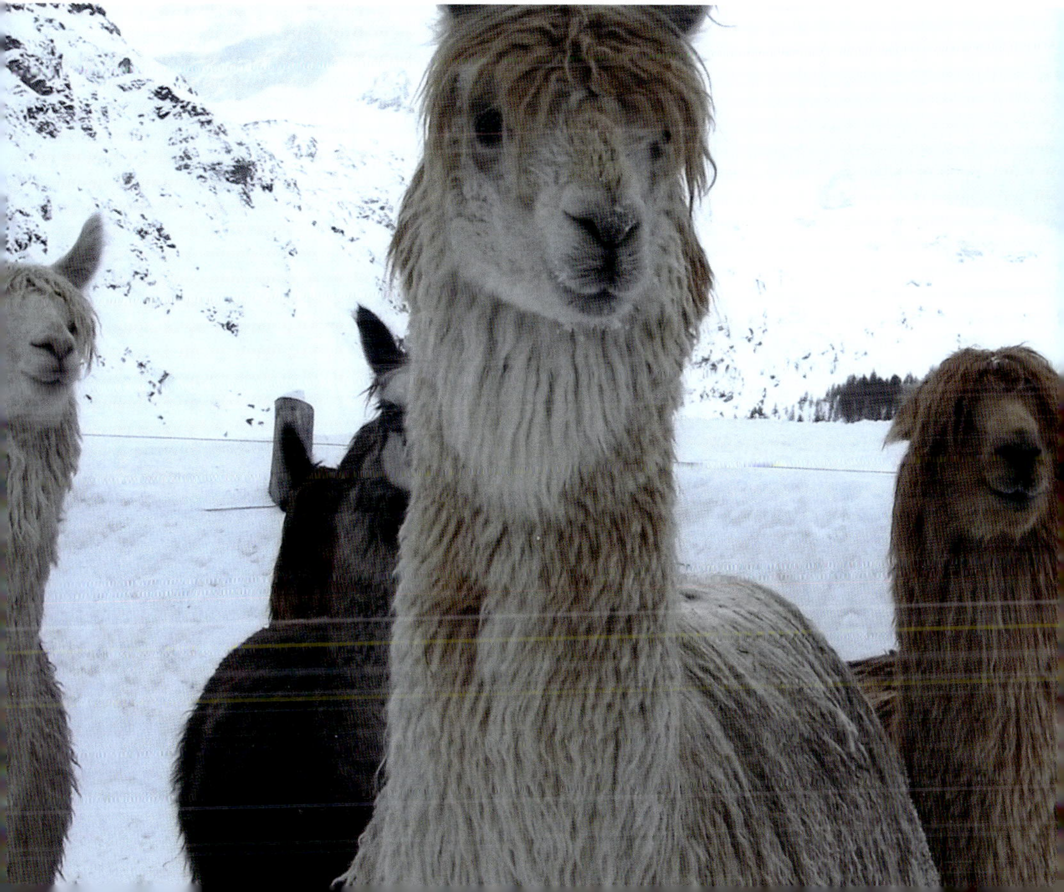

Denkraum erhellen

Übung 6:
Selbstdenken stärken und eigenen Erkenntnissen glauben

Wir Zeitgenossen stehen heute in einem medialen Dauerbeschuss mit Informationen, die wir schon allein aufgrund der Menge nicht durchdringen können und die deshalb oft unverarbeitet in uns hineinsinken. Das vernebelt und verdunkelt unseren Denkraum.

Dagegen ist Selbst-Denken und eigene Erkenntnisse erringen eine bedeutende spirituelle Tat. Wer darauf achtet, kann bemerken, wie sich der eigene Bewusstseinsraum dabei verändert und erhellt. Wenn ich selbst Gedanken denke, die logisch und klar sind, erlebe ich das wie einen inneren Sonnenaufgang in einer kristallklaren Berglandlandschaft, es wird hell, licht und klar. Denn im Denken sind wir schon in der geistigen Welt. Durch Selbstdenken laden wir entsprechende lichte Geister ein, die dann unseren Bewusstseinsraum erfüllen. Thomas von Aquin, der große mittelalterliche Scholastiker, sprach davon, dass das Denken durchchristet sein sollte. Er wusste noch, dass Denken immer auch Kommunikation mit Geistwesen ist.

Ich will nun eine einfache Denkübung machen zum Coronathema.
Jährlich sterben in Deutschland etwa 950.000 Menschen. Die durchschnittliche Lebenserwartung in Deutschland ist 81 Jahre. Diese Zahlen werden vom statistischen Bundesamt geliefert. Frauen werden im Schnitt älter (83,4 Jahre), Männer sterben etwas früher (78,6), 81 Jahre ist der Mittelwert. (5)

Was bedeutet die Zahl 81? Das bedeutet, dass das Leben mit dem Tod endet, es gibt kein ewiges Leben im physischen Körper. Dieser wird irgendwann zu klapprig und gibt „den Geist auf", wie man im Volksmund sagt. Das heißt, der Geist zieht aus. Noch vor dreißig Jahren war die Lebenserwartung etwa 10 Jahre niedriger, vor allem durch den medizinischen Fortschritt leben heute die Menschen länger.

Zwei weitere Zahlen: Im Jahr 2020 sind nach den Zahlen des staatlichen RKI in Deutschland insgesamt 33.960 Menschen mit positiven Coronatest gestorben (6), das sind 3,6 Prozent der insgesamt 950.000 Toten. Die Frage nach der tatsächlichen Todesursache, ob also mit, durch oder an Coronavirus gestorben, lassen wir hier unberücksichtigt, auch wenn die Infektion meistens nur der Tropfen war, der das Fass der Vorerkrankungen zum Überlaufen brachte. Wenn 3,6 Prozent positiv getestet sind, sterben 96,4

Prozent ohne Positivtest an Herz- und Kreislaufkrankheiten, Krebs, Lungenentzündungen, anderen Infektionen und unzähligen weiteren Krankheiten. 3,6 ist im Vergleich zu 96,4 Prozent wenig. 3,6 Prozent bedeutet also, dass Covid19 eine vergleichsweise unbedeutende Todesursache ist, die meisten anderen Todesursachen sind bedeutender.

Das RKI hat veröffentlicht, dass das Durchschnittsalter der mit positiven Test Verstorbenen bei 84 Jahren liegt (Stand Januar 2021). (7) 84 ist drei Jahre mehr als die normale Lebenserwartung. Das heißt, im Schnitt stirbt man an den üblichen Krankheiten um drei Jahre früher als mit Covid19. Damit erhöht das Coronavirus also nicht die durchschnittliche Sterblichkeit, es ist nicht gefährlicher als das sonstige Leben.

Spätestens an dieser Stelle ist es gut innezuhalten: Sind diese Überlegungen und Einordnungen aufgrund der vorliegenden Zahlen logisch? Kann ich sie selbst denken? Wenn ja, habe ich ein Empfinden von Wahrheit bei der Schlussfolgerung, dass das Coronavirus nicht gefährlicher als das sonstige Leben ist? Wenn ich das als wahr empfinde, glaube ich es auch? Und wenn ich dabei verweile, was löst das aus? Wie erlebe ich nun den Bewusstseinsraum, welche Qualität hat er nun?

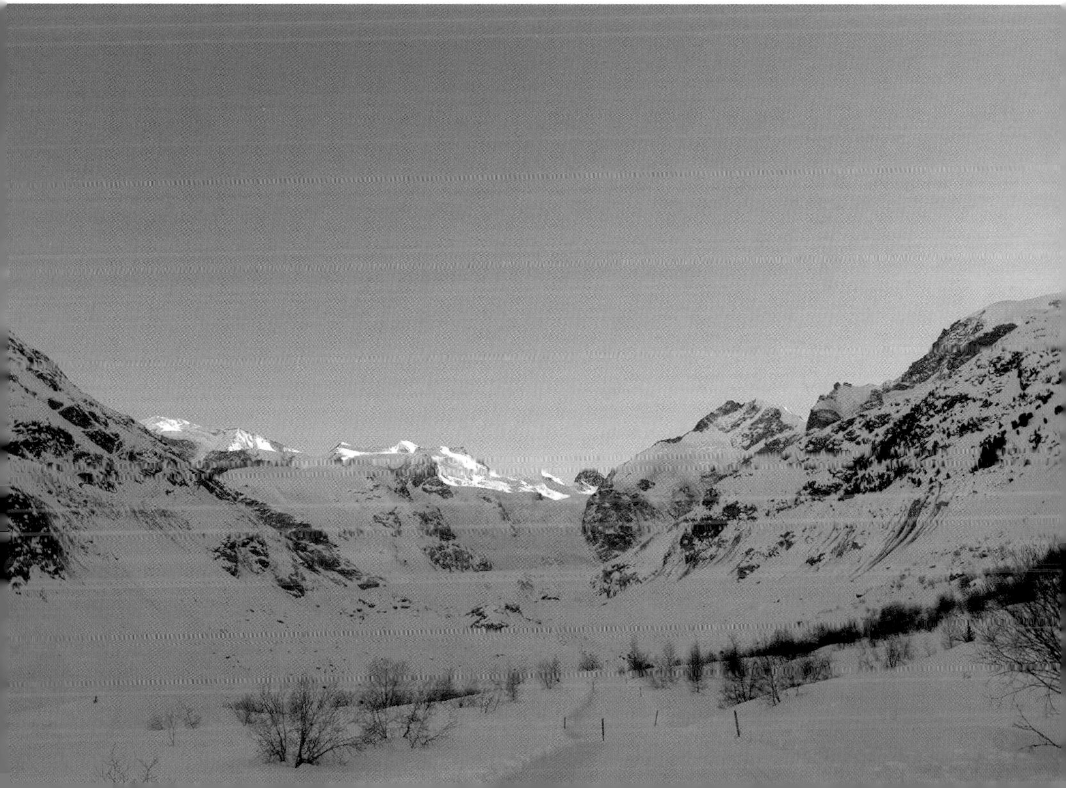

Es könnte sein, dass seelische Widerstände gegen diese Einsicht aufkommen und das Wahrheitsgefühl wegwischen. „Es kann doch nicht sein, dass das Coronavirus nicht gefährlicher ist als das sonstige Leben. Das widerspricht ja dem, was unsere Regierungen und großen Medien täglich sagen." Verbunden mit solchen Gedanken kann Furcht in der Seele aufkommen, dass man allein dasteht oder ausgestoßen wird. Solche Widerstände müssen geachtet werden. Wo kommen sie her? Sie haben jedenfalls nichts mit der Einsicht zu tun, dass 84 mehr ist als 81.

Man kann weiter über die Zahlen nachdenken. 2020 gab es die Besonderheit von zwei Lockdowns. Verändert das das Bild? Denkerisch gibt es mindestens drei Möglichkeiten: Wären ohne die Lockdowns soviel mehr Menschen und in früherem Lebensalter mit Covid-19 gestorben, das es doch eine bedeutende Krankheit geworden wäre? Oder haben die Lockdowns keinen großen Unterschied gebracht im Vergleich zu gezielten und freiwilligen Schutzmaßnahmen? Oder haben die Lockdowns durch die Kollateralschäden sogar zu einer höheren Sterblichkeit geführt? Um diese Fragen seriös weiter zu bearbeiten, ist es nötig, empirische Studien heranzuziehen.

Übung: Ich durchdenke die genannten Zahlen und deren Bedeutung und spreche mit anderen darüber. Dabei halte ich immer wieder inne und beobachte, was gerade in meiner Seele passiert.

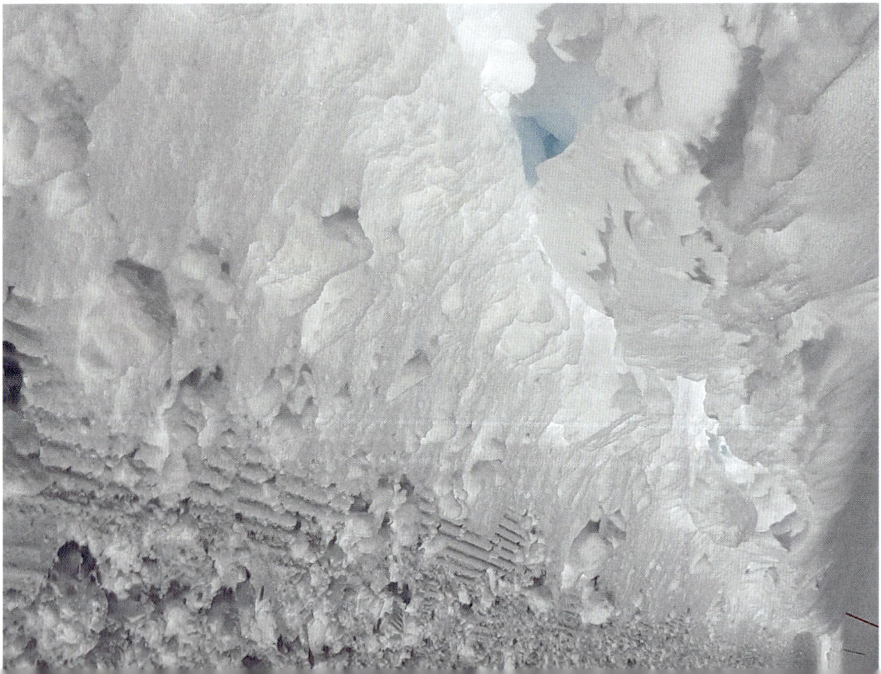

Übung 7:
Wahrheit suchen und zu den Quellen gehen

Die fortwährende Wahrheitssuche ist eine zentrale spirituelle und natürlich auch wissenschaftliche Haltung. Das ist nichts Abstraktes, sondern man sucht sich damit mit hohen, lichten Geistern zu verbinden. „Ich bin der Weg, die Wahrheit und das Leben." Dieses Christuswort kann man real nehmen, bei der Wahrheitssuche geht es – geistig betrachtet – um die Durchchristung des Denkens. Die Anwesenheit des Christus, von Engeln oder anderen hohen Geistern im eigenen Denken zu empfinden, ist eines der bedeutendsten Bewusstseinserlebnisse.

Deshalb sollte man nie die Wahrheitssuche aufgeben und nie blind vertrauen. Das war schon immer so, ist aber im heutigen Zeitalter besonders wichtig. Manipulationen sind in der heutigen Medienwelt sehr einfach, man braucht nur einseitig zu informieren und widersprechende Fakten zu verschweigen. Deshalb sollte man sich immer auch die Quellen ansehen. In der Coronakrise war das für mich eine erschütternde Übung. Ich will das an einem Beispiel aufzeigen.

Wie kommt man an die Quellen? Dank des Internets hat man heute gute Möglichkeiten. Mir waren hier die Blogs von verschiedenen Wissenschaftsjournalisten hilfreich, die sich mit den diversen wissenschaftlichen Studien auseinandersetzen und diese auch immer verlinken, so dass man schnell an die Originaltexte kommt.

Beispiel „asymptomatisch Infizierte"

Bis 2019 war der Stand der Schulmedizin, dass mit Vireninfektionen erkrankte Menschen ansteckend sein können, gesunde Menschen aber nicht. Bei Infektionen vermehren sich Viren in großem Umfange in den körpereigenen Zellen und darauf reagiert das Immunsystem und man bekommt Husten, Fieber oder Gliederschmerzen. Ohne Krankheitssymptome gibt es keine besondere Virenvermehrung und damit auch keine Virenlast, die man weiterreichen könnte. In den Tagen, bevor die Symptome auftreten, die Viren sich aber schon vermehren, kann man anstekkend sein, „präsymptomatische Ansteckung" genannt. Das war Stand der Wissenschaft bis 2019.

Doch dann kam das Coronavirus und alles war anders. Plötzlich gibt es zusätzlich „asymptomatische Erkrankte", die ansteckend sein sollen und vor denen man sich fürchten muss. Als „asymptomatisch erkrankt" wurden nun die Menschen bezeichnet, zu denen man bis Ende 2019 „gesund" gesagt hatte. Damit hat sich auch noch etwas weiteres umgedreht, nicht die Erkrankten, sondern die Gesunden mussten in Quarantäne. Erstmals in der Weltgeschichte wurde ein weltweiter Lockdown verhängt, da die „asymptomatisch Erkrankten" andere anstecken könnten. Da man nicht sieht, wer „asymptomatisch erkrankt" ist, da es keine Symptome gibt, müssen alle in Isolation. Damit wurde auch der Maskenzwang begründet.

Das Bemerkenswerte daran ist nun, dass es auch nach einem Jahr Lockdown immer noch keinen wissenschaftlichen Beweis für die Ansteckung von „asymptomatisch Erkrankten" gibt. Es gibt viele Studien, in denen die Kontakte von einzelnen coronapositiven Menschen ohne Symptome genau überprüft wurden, man aber keine Ansteckungen in ihrem Umfeld fand. Es gibt sogar eine Studie aller 10 Millionen Einwohner von Wuhan, eine unfassbar große Untersuchung, die so gut wie keine Ansteckung durch asymptomatisch Erkrankte fand. (8)

Der erste „asymptomatische Ansteckungsfall" in Deutschland, eine Chinesin auf Geschäftsreise im Januar 2020, den Herr Drosten in einem weit beachteten wissenschaftlichen Artikel herausbrachte, war dann doch kei-

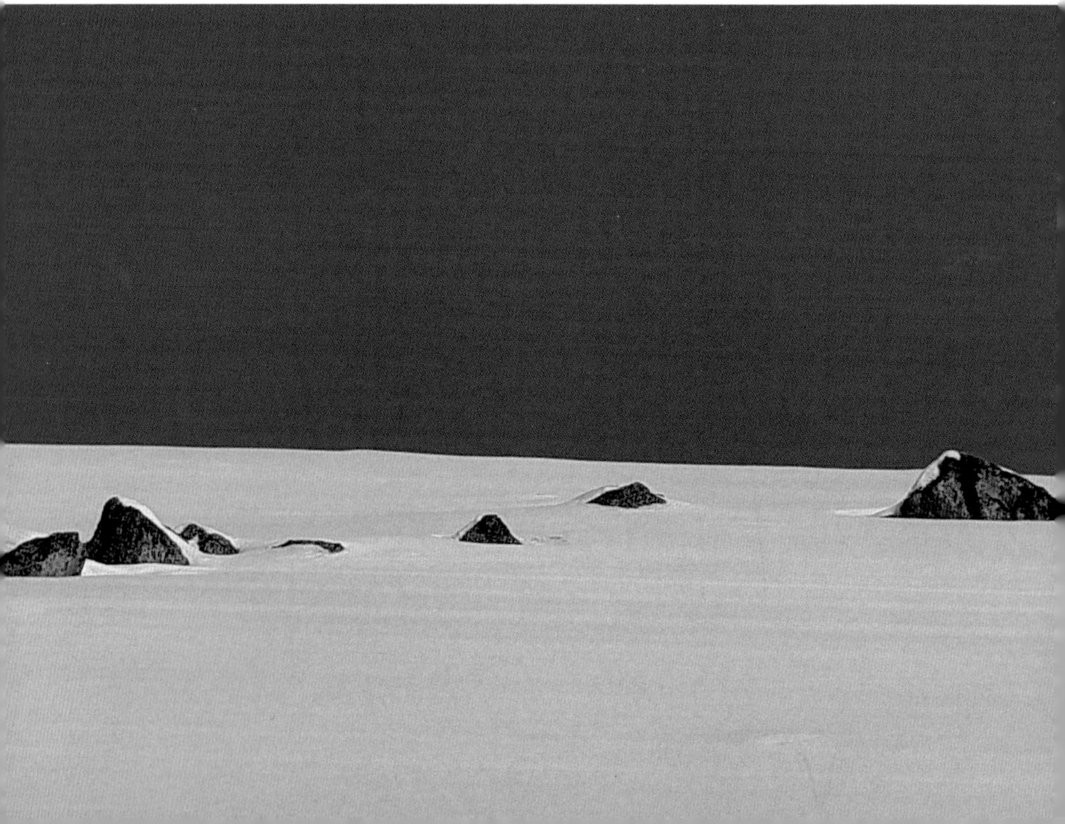

ner, da die Chinesin sehr wohl Symptome hatte und fiebersenkende Medikamente genommen hatte. Die weiteren Studien, die vorgeben, dass es asymptomatische Ansteckungen gäbe, haben diese Ansteckungen aber nicht an konkreten Fällen nachgewiesen, und sie können auch nicht erklären, wie das gehen soll, wenn mangels Erkrankung gar keine hohe Virenlast vorhanden ist. Diese Studien argumentieren stattdessen damit, dass es bei vielen Infektionen unklar sei, wie die Ansteckung stattgefunden habe. Daraus wird dann der Schluss gezogen, dass die Personen also von asymptomatisch Erkrankten angesteckt worden sein müssten. Das ist aber nur eine Vermutung und kein Beweis. Es wurde auch von der WHO bestätigt, dass es keinen Beweis für asymptomatische Ansteckungen gäbe. Und das deutsche RKI schreibt: „Diese Ansteckungen spielen vermutlich jedoch eine untergeordnete Rolle." Wegen der nicht bewiesenen Theorie von „asymptomatischen Ansteckungen" wurde fast die ganze Welt in einen Lockdown geschickt. Puhh, da muss man tief ausatmen!

Hier wird ein grundsätzliches Problem in der modernen Wissenschaft sichtbar. Es gibt viele Wissenschaftler, die suchen die Wahrheit und sind deshalb am Phänomen und der Wahrnehmung interessiert und sehen Wissenschaft auch moralisch eingebettet.

Und dann gibt es aber zunehmend Wissenschaftler, die sitzen vor allem vor dem Computer und modellieren. Diese Modelle und Hochrechnungen haben in der Regel falsche Grundannahmen und deshalb falsche Ergebnisse, aber das ist nicht so wichtig, denn das Modell ersetzt die Wahrnehmung. Es ist dann nicht mehr wichtig, dass man in tatsächlichen, konkreten Untersuchungen keine asymptomatischen Ansteckungen findet, man braucht die Bestätigung in der Wahrnehmung gar nicht, das Modell selbst reicht zur Bestätigung aus.

Und dass damit angstmachende Argumente geliefert werden, um ganze Länder durch Lockdowns lahmzulegen, das erzeugt auch kein schlechtes Gewissen. Wir haben es hier mit einer abgehobenen „Wissenschaft" zu tun, abgehoben von der wirklichen Welt und abgehoben vom moralischen Gefüge. Und man muss sich natürlich fragen, welche Geister wirken hier?

Wie könnten die unbekannten Infektionswege anders erklärt werden? Die triviale Vorstellung, dass man von einem Virus ähnlich wie mit einer Pistolenkugel getroffen wird, entspricht nicht der Wirklichkeit. Ein Virus allein bewirkt nichts, und Viren sind überall. Das ist in der Schulmedizin bekannt, bis zu 95 Prozent aller Menschen haben zum Beispiel den Epstein-Barr-Virus im Körper, aber kaum jemand erkrankt am Pfeifferschen Drüsenfieber. Das Virus allein bewirkt also nicht die Krankheit, es ist immer eine Offenheit oder Schwäche des Immunsystems notwendig, damit es zu einer Infektionserkrankung kommt. Eine Schwächung des Immunsystems kann auch durch biographische, seelische oder geistige Spannungen oder Krisen verursacht werden. Angst und Ohnmacht schwächt bekanntermaßen das Immunsystem, womit man für Krankheiten empfänglicher wird. Um die Covid-19-Erkrankungen ohne klare Infektionswege zu verstehen, müssten also die Menschen untersucht werden nach ihrer Empfänglichkeit. Es ist sehr wahrscheinlich, dass die geschürte Corona-Panik und der Lockdown-Stress eine wesentliche Ursache für viele Covid-19-Erkrankungen sind. Durch entsprechende breite psychologische Untersuchungen könnte man das auch untersuchen, aber solche Studien werden nicht gemacht.

Das Quellenstudium ist ernüchternd. Beim Coronathema findet man an vielen Ecken solche Widersprüche zwischen Forschungsergebnissen und der in den Medien veröffentlichten Meinung. Ein weiteres Beispiel: Seit Januar 2021 wurden die Lockdowns durch Mutationen des Virus begründet, die ansteckender und gefährlicher sein sollen. Dem liegen wieder nur Modellierungen zugrunde. Die Realität ist aber anders, eine Untersuchung von 1,5 Millionen Tests in England ergab, dass diese Mutationen gerade einmal sechs Prozent infektiöser sind, was kaum einen Unterschied macht. Die Zahl der Hospitalisierungen und Toten gingen in Irland, England und Südafrika genauso herunter wie in anderen Ländern trotz der Mutationen. (9) Warum interessiert es die Modellierer und unsere Regierungen nicht, dass die Wirklichkeit anders ist als ihre Computerberechnungen?

Ich habe die echte und offene Wissenschaft, die nach Wahrheit sucht und sich auf die wahrnehmbare Wirklichkeit abstützt, schätzen gelernt. Darin weht der Geist des Christus.

Übung: Nichts glauben, auch mir nicht, sondern immer kritisch und unbefangen bleiben. Sich als Haltung angewöhnen, immer zu den Quellen zu gehen und diese zu prüfen. Das klärt den Denkraum.

Übung 8:
Positive Möglichkeiten zum Umgang mit dem Coronavirus denken

Wir werden von der Politik mit ständig sich verändernden, komplizierten und immer unsinnigeren Verboten konfrontiert. Das verwickelt die Menschen, viele Gespräche finden darüber statt. Das Problem dabei ist: Wenn man sich über das Verbotsgeflecht aufregt, wird die eigene emotionale Energie gebunden, und man verstärkt das kollektive Angst- und Zwangsfeld.

Eine gute Möglichkeit aus dieser Negativspirale herauszukommen ist, nie bei einem negativen Gedanken stehen zu bleiben, sondern immer bewusst denken und durch die Seele ziehen lassen, was eine positive Möglichkeit ist. Dabei geht es nicht darum, ob es Umsetzungschancen gibt, sondern die eigene Seele zu stärken und das kollektive mentale Feld zu prägen. Man stelle sich vor, dass Millionen Menschen positive Alternativen immer wieder denken, was wäre das für eine Kraft! Wir können natürlich nur selbst beginnen und die Verantwortung für unser eigenes Denken übernehmen.

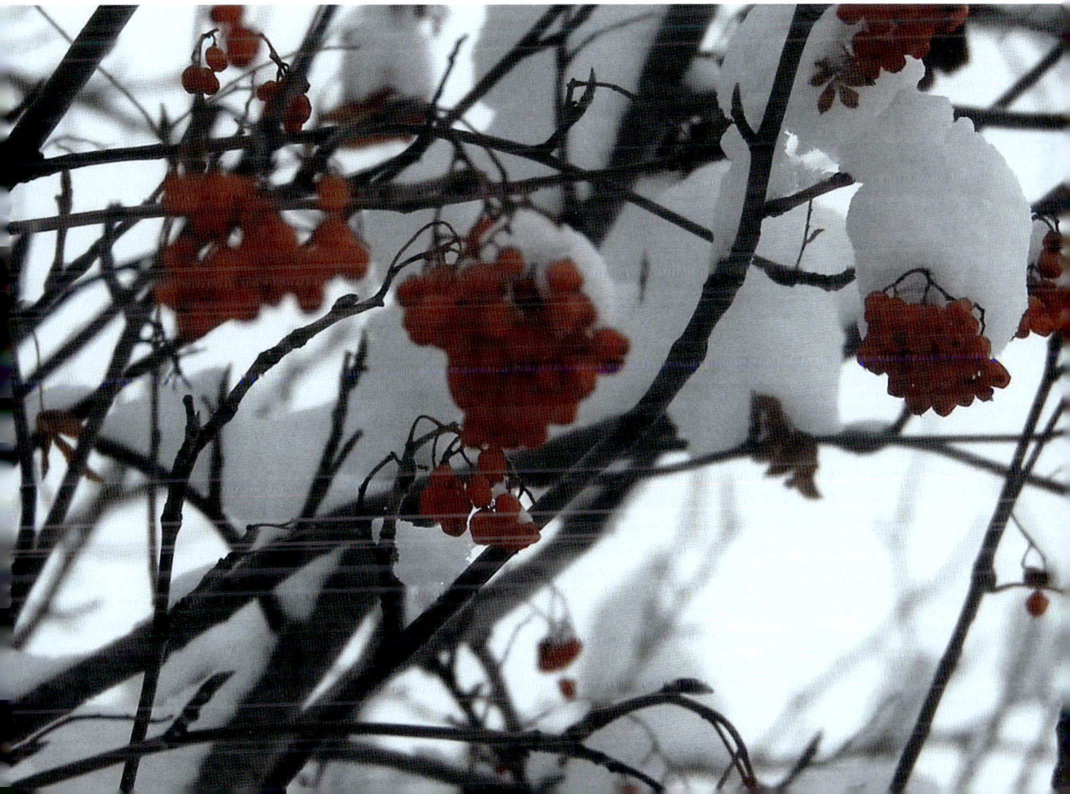

Übung: Denke positive Alternativen zu Lockdown-Denkweisen und -Regelungen und beobachte, was in der Seele passiert. Bei den negativen Zustandsbeschreibungen wird die Energie und Laune sinken, bei positiven Gedanken sollte die Energie und Laune wieder steigen. Beispiele:

- Heute: Sport ist verboten, alle sollen zu Hause bleiben, damit wird das Immunsystem geschwächt.

Positiv denken: Es gibt eine staatliche Werbekampagne für einen täglichen einstündigen Spaziergang in der Natur. Alle sollen raus gehen und sich bewegen. In den Städten werden kostenlose Shuttle-Busse in Naherholungsgebiete angeboten.

- Heute: Eine hohe Zahl von Infektionen wird als ganz schlimm und bedrohlich dargestellt.

Positiv denken: Eine hohe Zahl von Infektionen ist in Grippewellen normal und gut, da damit die Immunität in der Bevölkerung erhöht wird.

- Heute: Die Lockdowns seit November 2020 wurden mit einer drohenden Überlastung der Krankenhäuser begründet. Tatsächlich wurde im Jahr 2020, während der Corona-Pandemie, 20 Krankenhäuser mit 2100 Betten geschlossen und über 4.000 Intensivbetten außer Betrieb genommen, wofür die Politik verantwortlich ist.

Positiv denken: Krankenhäuser werden besser finanziert, sodass sie überleben können. Die Bezahlung und Attraktivität der Pflegeberufe wird deutlich erhöht, um den Pflegenotstand in den Krankenhäusern und Altenheimen zu beenden.

- etc.

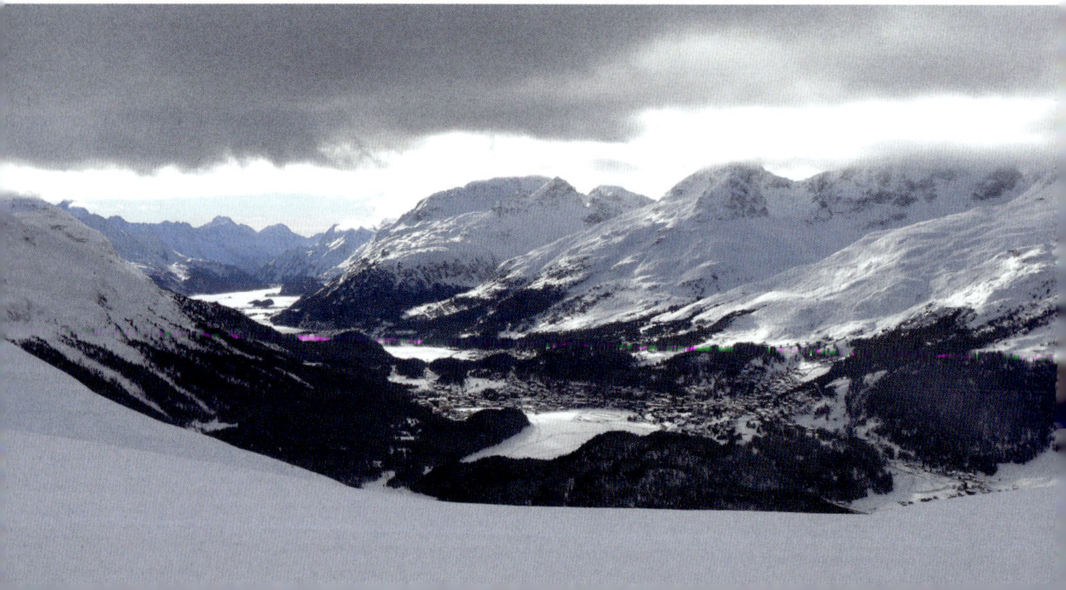

Übung 9:
Corona-Hypnose durch Medienkonsum vermeiden

Die laufende und oftmals halbschlafende Berieselung durch Radio, Fernsehen und Smartphone gleicht einer Hypnose. Wenn man z.B. 20mal am Tag hört, dass das Coronavirus ganz schlimm sei, glaubt man das irgendwann. So werden Glaubenssätze in Seelen verankert.

Meinungsumfragen haben ergeben, dass die Bevölkerung die Gefährlichkeit des Coronavirus um das 300- bis 600-fache überschätzt. Es geht nicht um das Doppelte oder das Zehnfache, sondern um das Sechshundertfache! (10) Wie ist das möglich?

Eine Psychologin, die mit Hypnose-Therapie arbeitet, schrieb in einem Newsletter: „Die Berichterstattung über Covid-19 erfüllt seit März 2020 alle Kriterien für eine Hypnose." Da es verständlicher macht, was seit März 2020 passiert ist, zitiere ich ausführlicher:

„Hypnose ist eine von außen induzierte Trance. Trance bedeutet einen Zustand fokussierter Aufmerksamkeit: Die Aufmerksamkeit ist nur auf ein Thema oder ausgewählte Aspekte dieses Themas fokussiert. Gleichzeitig werden die eigenen Kontrollmechanismen ausgeblendet, das Gesagte muss nicht mehr logisch sein, um akzeptiert zu werden. Der Verstand wägt nicht mehr ab. Relativieren ist nicht mehr möglich, wir fragen uns nicht mehr: 'Stimmt das wirklich? Oder könnte man es auch anders sehen?'.

In der Psychotherapie hilft das dabei, über den eigenen Tellerrand zu schauen und neue Lösungen zu finden. Es gibt aber auch pathologische, also ungesunde Trancen, in denen wir einen negativen Tunnelblick bekommen. Das passiert gerade vielen Menschen ganz unfreiwillig, und ohne dass sie es bewusst merken!

Die häufigsten Techniken der Hypnosesprache sind:
- Die ständige Wiederholung von Inhalten oder bestimmten Wörtern, die 'sitzen' sollen.
- Die Aktivierung möglichst vieler Sinne (das Berühren der Türklinke - Fühlen). 'Wird Corona über Essen übertragen?' (Schmecken). Bilder von Desinfektionsmittel (Riechen) Reportagen aus der Notaufnahme (Sehen und Hören).
- Emotional aufgeladene Wörter (Krise, Quarantäne, unberechenbar, Anstieg, Todesopfer, Killervirus, unsichtbare Gefahr, Pandemie, Ausbreitung, erschütternd, unter Tränen,...)

- Ständig neue Details, so dass man gar nicht mehr zum Nachdenken kommt.
- Und vor allem: Widersprüche. Hypnose arbeitet absichtlich damit, weil Widersprüche zu Verwirrung führen - und in einem Zustand der Verwirrung ist der Mensch maximal beeinflussbar und bereit, sich einer echten oder vermeintlichen Autorität anzuvertrauen. Genau das können wir gerade allüberall beobachten.

Ob sich jemand in Corona-Hypnose befindet, merkst du an folgenden Phänomenen:
- Es gelingt nicht mehr, Abstand zum Thema zu finden und sachlich darüber nachzudenken.
- Gefühle wie Angst oder Verunsicherung sowie Hilflosigkeit dominieren.
- Es werden ständig neue Informationen gesucht, das Thema steht täglich im Mittelpunkt, jedes Detail bestätigt die bisherige Meinung."

Damit man nicht selbst dieser Corona-Hypnose anheimfällt, empfiehlt sich:
- „Ein- oder zweimal am Tag ein Informations-Update machen und das Handy dann zur Seite legen.
- Den zufälligen Konsum von Medien, z.B. durch das Radio im Auto, minimieren, auch den Konsum von Social Media. Informationen lieber gezielt suchen.
- Uns bewusst machen, was uns Kraft gibt und uns in Kontakt mit dem Hier und Jetzt bringt. Die Kraftquellen auffüllen, um handlungsfähig zu bleiben, zum Beispiel in der Natur, mit Freunden oder in der Familie oder mit unserer Lieblingsmusik.
- Den Kontakt mit Menschen suchen, die uns darin unterstützen, uns für das einzusetzen, was uns am Herzen liegt, auch wenn es schwierig ist und Mut fordert.
- Klagen und Jammern unterbinden. Nicht auf das fokussieren, was schlimm ist, sondern auf das, was wir ganz konkret tun können oder müssen - unabhängig davon, ob wir schon wissen, ob wir damit Erfolg haben werden, ob wir uns auf der Kurzstrecke befinden oder eher einen Marathon laufen."

Aber was ist mit anderen Menschen mit Corona-Hypnose? Hier schreibt die Psychologin:

„Leider ist es nicht möglich, Menschen in unserer Umgebung, die der Hypnosesprache erlegen sind, durch logische Argumente zu überzeugen.

Genau das geht ja nicht mehr. Überzeugen können wir aber durch Emotionen und unser eigenes Beispiel: Beiläufig davon erzählen, dass wir uns wegen Corona überhaupt keine Sorgen machen (das erzeugt Verwirrung, weil es nicht zu dem passt, was permanent kommuniziert wird und wirkt damit ebenfalls hypnotisch), humorvoll bleiben, freundlich bleiben, einen Freund wie selbstverständlich fragen, ob man ihn in den Arm nehmen kann, anderen Menschen Sicherheit geben und ihnen helfen. Sicherheit ausstrahlen. Wer positiv wirkt, überzeugt, wer das ausstrahlt, wonach sich die Menschen in Not sehnen, kann auch besser überzeugen. Die Dehypnose geschieht meistens durch die Hintertür, unauffällig, genauso wie die Hypnose."

Beginnen wir also mit uns selbst. Alle bisherigen Meditationen und Seelenübungen wirken schon zur Dehypnose. Kümmern wir uns noch um unseren Medienkonsum.

Übung: Vermeide unbewussten Medienkonsum, stelle das Radio und den Fernseher einfach aus, wenn du etwas anderes machst. Beschränke die Medieninformation auf kurze Zeiten und informiere dich bewusst und verarbeite die Information immer aktiv. Ist es logisch? Passt das zu meinem bisherigen Wissen? Welche Absicht hat der Autor? Was bedeutet es? Begegne jeder Medieninformation mit einer verarbeitenden Bewusstseinsaktivität. Also lieber ganz wenig, das aber richtig.

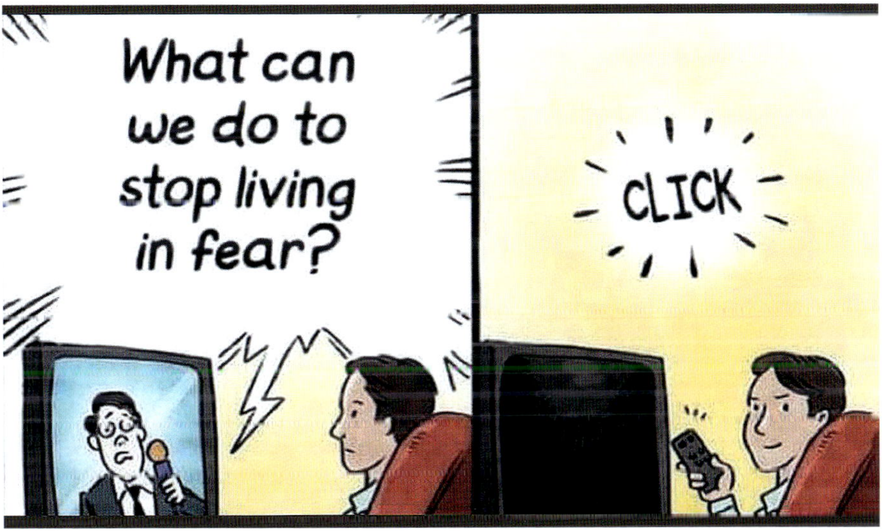
What can we do to stop living in fear?
CLICK

Positionierung im Sozialen klären

Übung 10:
Verschiedene Standpunkte meditieren, Verständnisräume schaffen

Die Standpunkte zu den Lockdowns sind in der Gesellschaft sehr gegensätzlich, offene Gespräche finden selten statt. Gesprächsverweigerung ist eine Form der Machtausübung und sollte in keinem Fall übernommen, sondern bewusst durchbrochen werden. Dafür dient die folgende Übung. Keinesfalls sollte das Ergebnis durch eine vorweg bestehende innere Zustimmung oder Ablehnung überlagert werden. Es geht bei dieser Übung nicht um richtig oder falsch, sondern darum, verschiedene Standpunkte einzunehmen.

Übung: Im ersten Teil stelle man sich in ruhiger Anschauung sorgfältig die Situation mit den Lockdowns hier in Deutschland und anderen Nachbarländern vor. Man stelle sich vor bzw. kultiviere in sich das Gefühl, dass die Lockdowns, die Beschränkungen der Regierung mit Maskenpflicht, Social Distancing, Reisebeschränkungen etc. in dem Motiv erlebt werden, dass sie in bester Absicht zum Schutz des einzelnen Menschen getroffen werden. Man kultiviere richtiggehend das Gefühl in sich, sich gut und sorgsam von der Regierung beschützt zu fühlen und in Ruhe und Zuver-

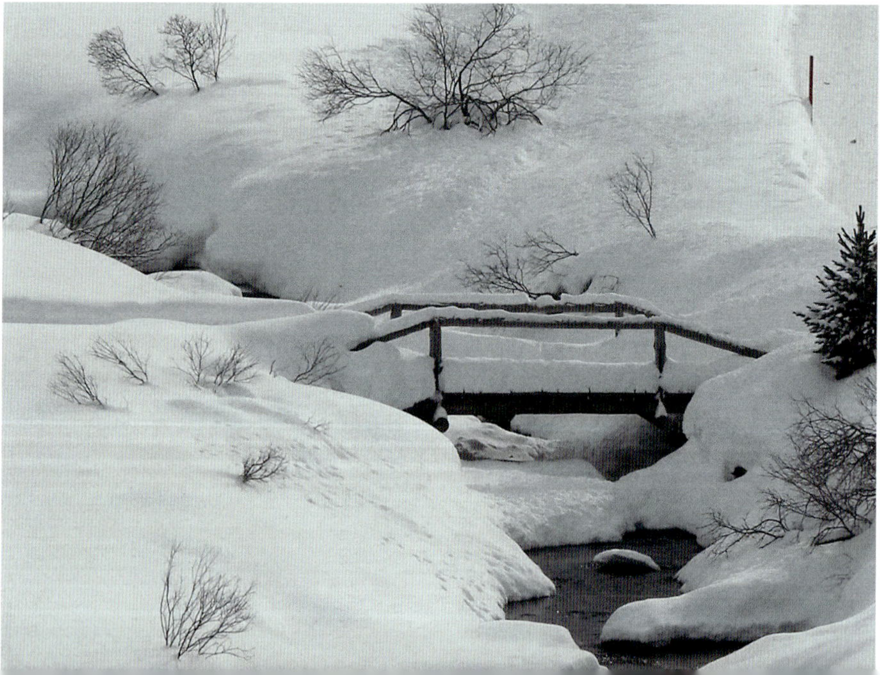

sicht in der bestmöglichen Vernunft den getroffenen Maßnahmen ganz zu vertrauen. Alles ist im besten Sinne gut und notwendig und nach der Krise wird wieder alles in seinen stabilen und gewohnt sicheren Alltag zurückfinden. Sehr sorgfältig sollte dieses Bild im Inneren einen ausreichenden Empfindungsraum erhalten.

Im zweiten Teil der Übung baut der Meditierende wieder das umfassende Bild der Lockdowns und Verbote auf. Nun aber hinterfragt er durchaus das Geschehen, prüft sorgfältig die verschiedenen Aussagen verschiedener Positionen und studiert verschiedene Ansichten von Fachleuten, beobachtet umfassend persönlich das Geschehen und kommt zu dem Bild, dass das Verhältnis zwischen der angeblichen Bedrohlichkeit des Virus und den getroffenen Maßnahmen völlig, ja sogar im größten Maße grotesk unverhältnismäßig ist. Er erlebt die getroffenen Maßnahmen und die Vermittlung der Gefährlichkeit des Virus als ein zutiefst suggestives Geschehen, das einer Lüge gleichkommt, aber den Menschen als die ethisch völlig korrekte Haltung und der einzig vertretbare Weg vermittelt wird.

Bei der Übung ist es wichtig, sich von bereits bestehenden inneren Positionierungen zu distanzieren und eine Offenheit herzustellen. Wie wirken diese beiden polaren Bilder und Grundempfindungen auf die Seele zurück, was geschieht im Inneren des Menschen?

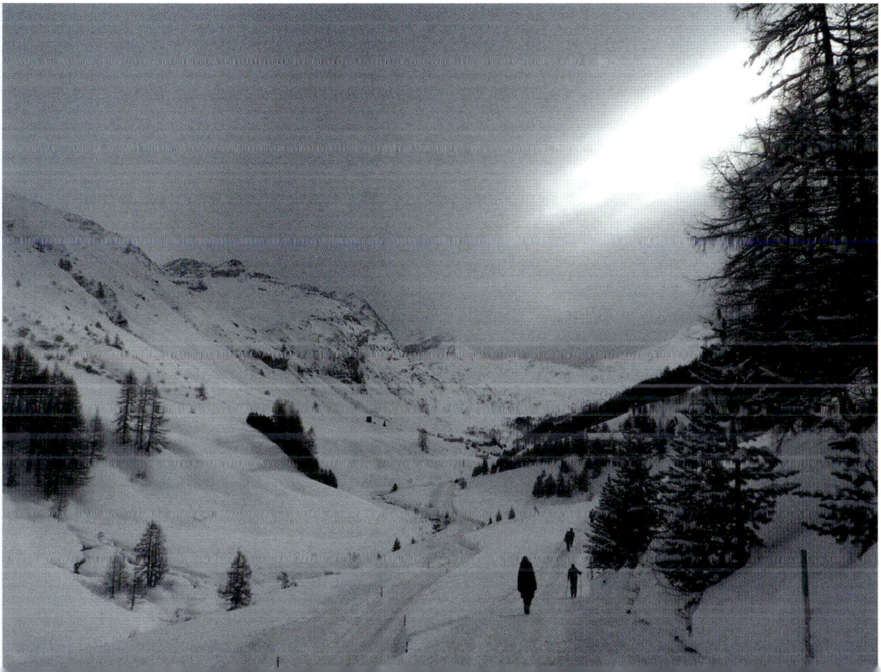

Übung 11:
Was ist der höhere Sinn der Coronakrise?

Viele Menschen beschäftigt die Frage, warum die geistige Welt die weltweiten Lockdowns zugelassen hat. Haben uns die guten Götter jetzt verlassen? Beginnt nun ein dunkles Zeitalter des seelenlosen Materialismus und staatlicher Überwachung, das die kurze geschichtliche Morgenröte der Aufklärung, Menschenrechte und Freiheit ablöst? Oder gibt es einen höheren Sinn der Coronakrise? Sollen damit innere Wachstumsprozesse angeregt werden? Kommen alte Schatten an die Oberfläche, die nun verdaut werden können? Es gibt keine schnellen und einfachen Antworten auf diese Fragen, wichtig ist, in eine Suchbewegung zu kommen.

Übung: Meditiere die Frage: „Was ist der höhere Sinn der Coronakrise?" Um einen umfassenderen Blickwinkel einzunehmen, verbinde dich mit besonderen Naturorten oder hohen Geistwesen und schaue mit diesen zusammen auf diese Frage.

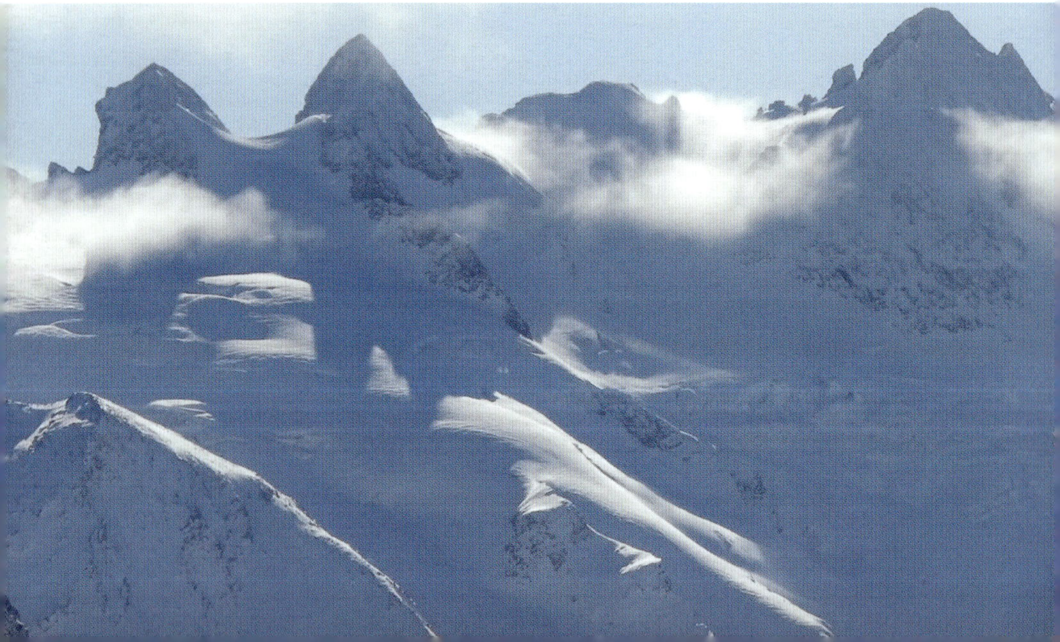

Übung 12:
Eigene gesellschaftliche Positionierung überdenken

Die Lockdowns sind für viele Menschen eine grundsätzliche Erschütterung ihres gesellschaftlichen Bezugssystems. Es ist wichtig, das zu verdauen, zu durchfühlen und sich neu zu positionieren.

Übung: Durchdenke und durchfühle folgende Fragen.
- Was ist meine tragende Menschengemeinschaft?
- Wie ist mein Vertrauensverhältnis zum Staat? Hat sich hier etwas geändert?
- Bin ich bereit zur Demokratie, Meinungsfreiheit und den Grundrechten zu stehen und diese von mir ausstrahlen zu lassen, unabhängig davon, wieviel von diesen Werten in der Gesellschaft vorhanden sind?
- Welche Medien will ich durch Abos oder Aufmerksamkeit unterstützen?
- Was ist mir wichtig, damit eine Partei für mich akzeptabel wird?
- Was bedeutet der neue Risikofaktor von Lockdowns für meine wirtschaftlichen Aktivitäten? Noch Anfang 2020 waren Lockdowns undenkbar, jetzt droht eine ständige Wiederholung, denn neue Viren und Mutationen gibt es jedes Jahr. Wie kann ich mich vor dieser neuen Gefahr finanziell absichern?
- etc.

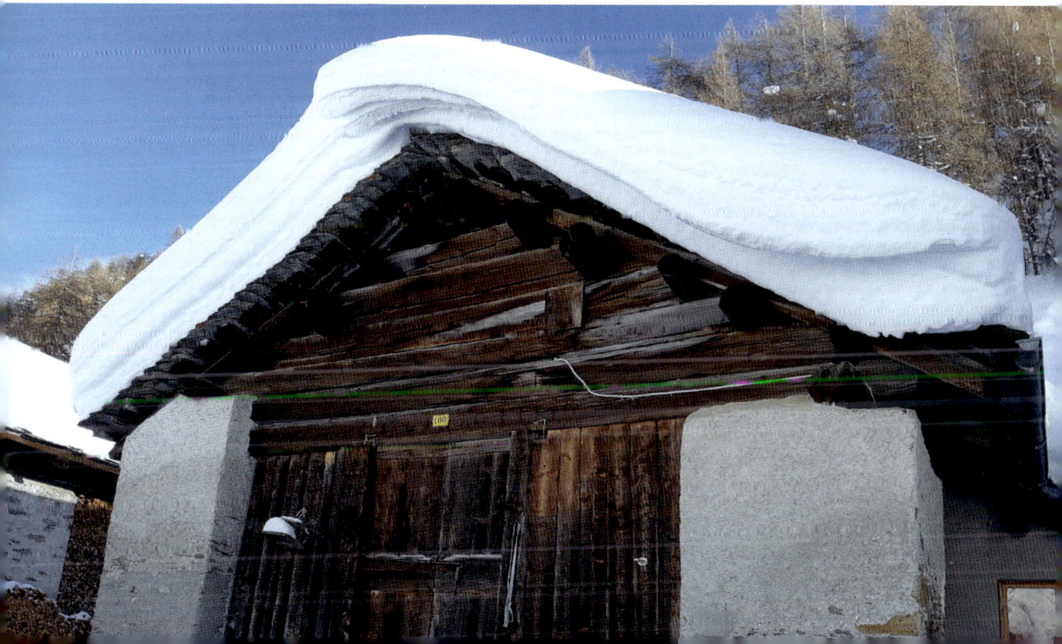

Übung 13:
Ertragen, dass man beschimpft und verleugnet wird

Wenn man gründlich vorgeht, bemerkt man in der offiziellen Corona-Politik viele Ungereimtheiten. Kritische Diskussionen fanden aber in der Öffentlichkeit seit März 2020 fast nur noch in alternativen Medien und kleinen wissenschaftlichen Blogs statt. Wenn man sich kritisch in der Öffentlichkeit äußerte und die Verhältnismäßigkeit der Verbote und Einschränkungen der Grundrechte in Frage stellte, war man Hass und Ausgrenzung ausgesetzt. Das wurde von den Regierungen und Leitmedien geschürt. Damit man das nachempfinden kann, gebe ich im Folgenden ein Beispiel.

In Berlin fand am 29.8.2020 eine große Querdenken-Demonstration mit 100.000 bis 120.000 Menschen im Tiergarten statt. Die Reden auf der Kundgebung waren seriös, kritisierten die Corona-Maßnahmen als unverhältnismäßig und forderten die Einhaltung der Grundrechte. Die Teilnehmer/innen waren aus der Mitte der Gesellschaft, viele Akademiker, viele Selbstständige, viele Wähler der Grünen und der SPD. Die Demonstration

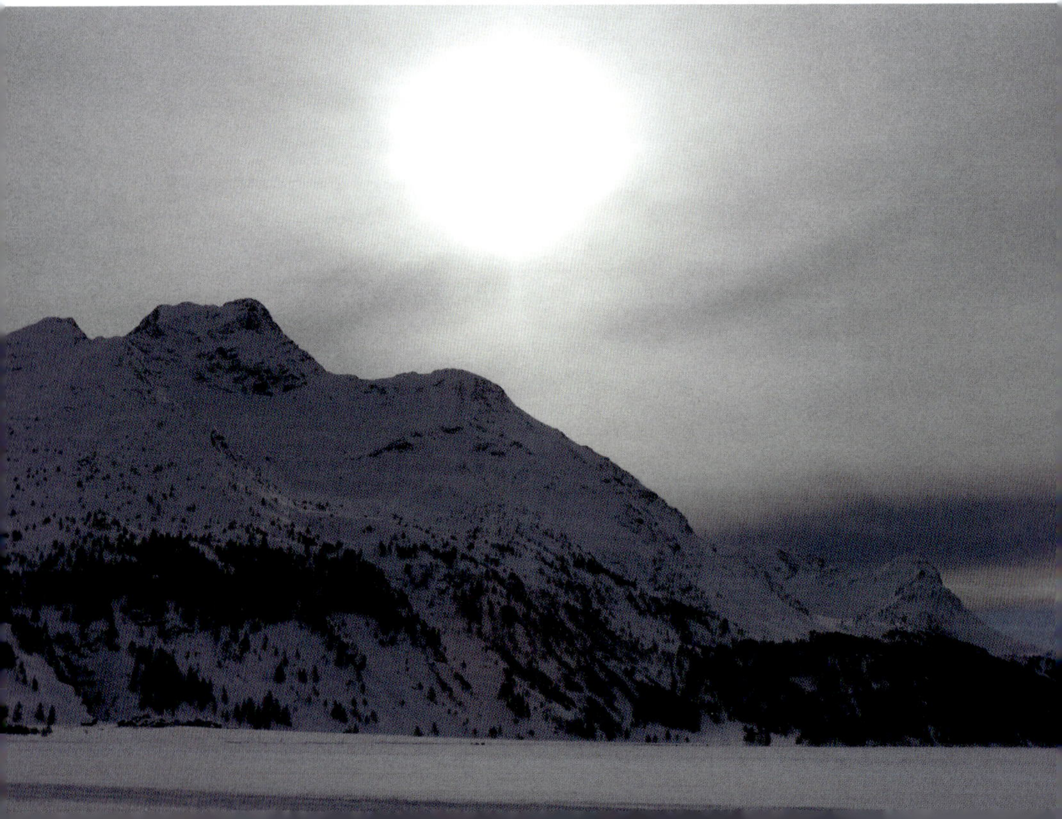

erinnerte an die Friedensbewegung oder Umweltschutzbewegung aus den Anfangszeiten der Grünen. Alles war friedlich. Davon kann sich jede und jeder auf den Videos von der Demonstration selbst überzeugen.

Diese Demonstration wurde zunächst vom Berliner Innensenator Andreas Geisel verboten mit der Begründung, er wolle Rechtsextremen und Verschwörungstheoretikern keine Bühne bieten. Dieses Verbot wurde gerichtlich gekippt.

Am 29.8.2020 gab es in Berlin weitere kleine Demonstrationen, die vom Innensenator nicht verboten wurden, darunter auch eine Demonstration direkt vor dem Berliner Reichstag, die von Rüdiger Hoffmann angemeldet wurde. Rüdiger Hoffmann ist ein wegen versuchten Mordes verurteilter Rechtsextremer, der einen Angriff auf ein Asylbewerberheim mit Molotow-Cocktails organisiert hatte. Hoffmann organisiert seit 2013 einen jährlichen "Sturm auf den Reichstag". (11) Diese Demonstration in der Bannmeile wurde vom Innensenator sogar rechtswidrig genehmigt, da er dazu die Zustimmung des Bundesinnenministeriums hätte einholen müssen, was aber nicht erfolgt ist, wie sich später herausstellte. Die Reichstagstreppe war nur mit drei Polizisten bewacht. Das ist der Hintergrund der „Erstürmung des Reichstages"; tatsächlich war es ein Fotoshooting auf der Treppe, in den Reichstag selbst ist niemand eingedrungen.

Damit ist die „Framing-Falle" zugeschnappt, in den Medien wurde nur über den „Sturm auf den Reichstag" berichtet, alle Regierungsparteien überboten sich in Aufregung, für die drei tapferen Polizisten gab es eine Sonderehrung im Bundestag. Über die Grundrechtsschützer im Tiergarten, die mit der anderen Demonstration vor dem Reichstag nichts zu tun hatten und sich immer deutlich vor extremen Gedanken distanzierten, wurde in den Medien nicht berichtet. Das Millionenpublikum vor den Fernsehern bekam nur mit, dass die Querdenker „rechtsextrem" seien und versucht hätten, den Reichstag zu stürmen. Durch diese inszenierte Lüge wurde die Kritik gegen die Coronamaßnahmen öffentlich diffamiert und die Stimmung im ganzen Lande vergiftet.

Das ist nur ein Beispiel von sehr vielen, wie der Kern der Demokratie, nämlich die Achtung des anderen, radikal verletzt wurde. Anstatt eines Gesprächs gab es Framing und Diskriminierung.

Lügen sind immer ein seelischer Mord, die Betroffenen und Diffamierten erleben das auch so. Es ist eine seelische Missachtung und Vergewaltigung, ein Angriff auf die Würde. Das auszuhalten ist eine Herausforderung. Man braucht schon eine sehr geschlossene seelische Haut, damit es einfach abperlt.

Solche diskriminierenden Verhaltensweisen sind nicht neu in der Weltgeschichte. Deshalb gibt es Möglichkeiten, sich Trost zu holen. Ich hatte mich früher immer gewundert, warum in den Seligpreisungen gleich zweimal getröstet wird. Jetzt verstehe ich es besser, es ist wirklich nötig, und ich kann diese als Meditationsstoff nur empfehlen.

Übung: Meditiere die Seligpreisungen aus dem Matthäus-Evangelium, insbesondere die drei Letzten:
7: Selig, die Frieden stiften; denn sie werden Kinder Gottes genannt werden.
8: Selig, die verfolgt werden um der Gerechtigkeit willen; denn ihnen gehört das Himmelreich.
9: Selig seid ihr, wenn man euch schmäht und verfolgt und alles Böse über euch redet um meinetwillen. Freut euch und jubelt: Denn euer Lohn wird groß sein im Himmel. So wurden nämlich schon vor euch die Propheten verfolgt.

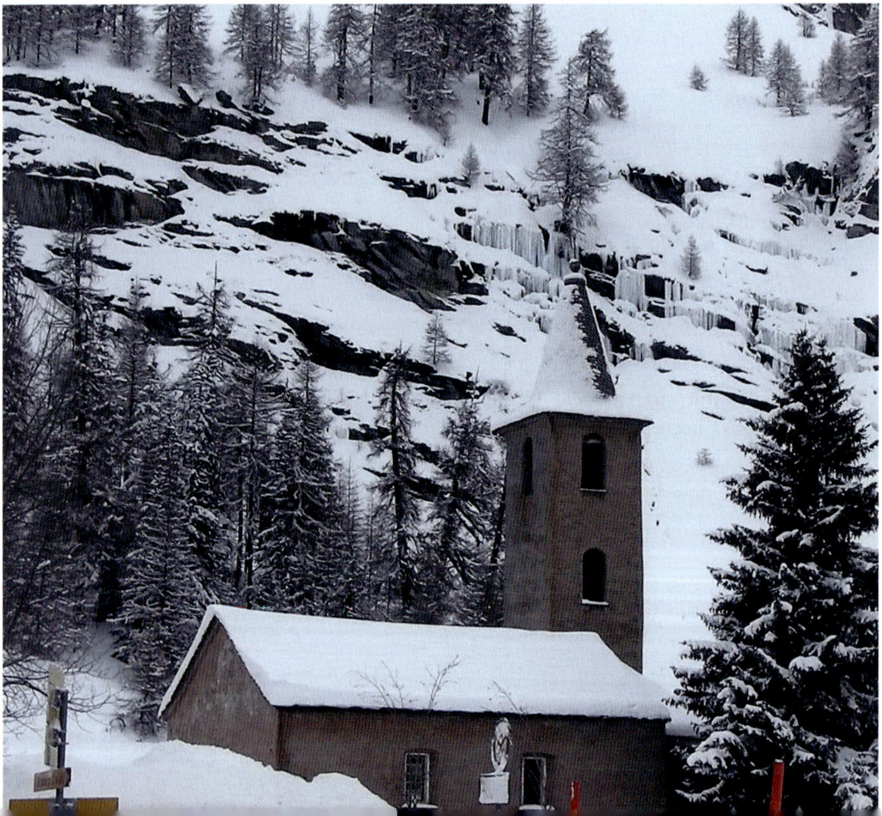

Gesundheit stärken

Übung 14:
Krankheiten verstehen, Krankheitsbiographie erstellen

Mit der Coronakrise werden wir vom Staat und den Medien mit einem materialistischen Krankheitsverständnis bearbeitet, nur dieses zählt und ist Leitschnur für die staatlichen Zwangsmaßnahmen. Seele und Geist und ein ganzheitliches Gesundheitsverständnis gibt es in der öffentlichen Diskussion nicht mehr. Nicht einmal die naturwissenschaftlichen Erkenntnisse über das Immunsystem spielen eine Rolle. Um eine Stärkung des Immunsystems und eine gesunde Lebensweise ging es unseren Regierungen niemals, sondern immer nur um Verbote und Impfen.

Es ist wichtig, das ganzheitliche Gesundheitsverständnis zu verstärken und persönlich zu greifen. Eine Krankheit hat immer auch seelisch-geistige und biographische Gründe, diese können individuell sein oder sich in der Familie oder Gesellschaft begründen. Das zu verstehen und zu fühlen ist sehr bedeutend für die eigene Gesundheit.

Übung: Ich erinnere mich an meine Krankheiten in meinem Leben und frage mich jeweils:
- Was war der Sinn der Erkrankung?
- Wie war es vorher und nachher?
- Gab es seelische oder geistige Ursachen?

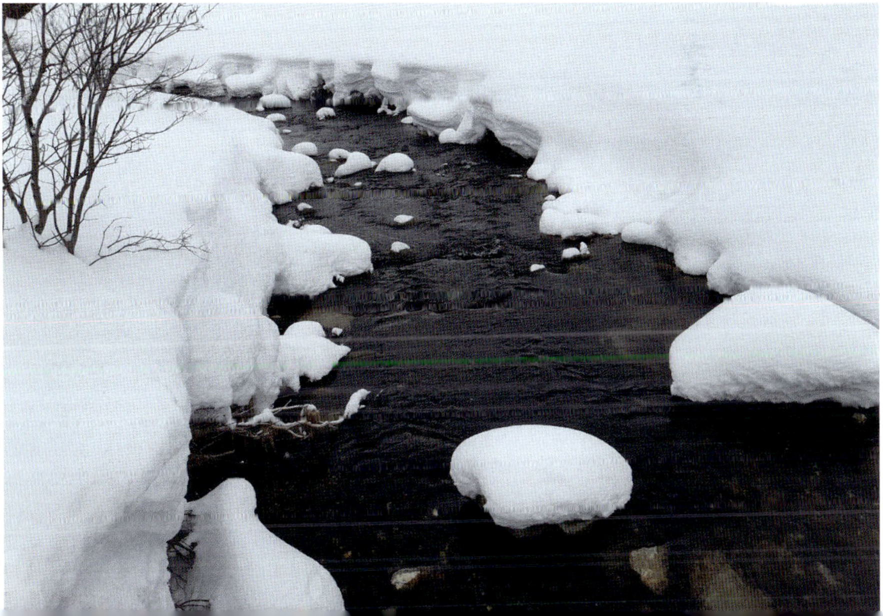

Übung 15:
Mit dem Körper und den Organwesen anfreunden

Ein freundliches und offenes Verhältnis zum eigenen Körper ist eine der wichtigsten Quellen der Gesundheit. Tatsächlich haben der Körper und seine Organe Seele und Geist. Das kann man ganz konkret nehmen und sich für den Gedanken öffnen, dass jedes Organ von einem Organwesen verwaltet wird. Dieses Organwesen kann man in der Meditation begrüßen und beobachten. Hier ist ein spielerischer Umgang sinnvoll.

Übung: Stelle dir vor, dass jedes Organ und Körperteil beseelt und von Elementarwesen verwaltet wird. Setze dich in Meditationshaltung und gehe innerlich mit freudiger Begrüßung und Lächeln durch die Organe und begrüße die Organwesen. „Liebes Lungenwesen, es ist so schön, dass du da bist. Ich hoffe dir geht es gut, hier bekommst du ein dickes Lächeln von mir." „Liebes Leberwesen, ich grüße dich. Wie siehst du heute denn aus? Ich streichle dich ein wenig." Achte jeweils auf die Reaktionen, wie ändert sich das Körpergefühl und die Stimmung? Kommt zum Beispiel ein freudiger Gruß zurück? Es kann auch sein, dass es einem Organwesen schlecht geht, dann kümmere dich darum, frage, was es braucht und schenke das ihm sogleich. Bei Erkrankungen benötigen die Organwesen besondere Aufmerksamkeit.

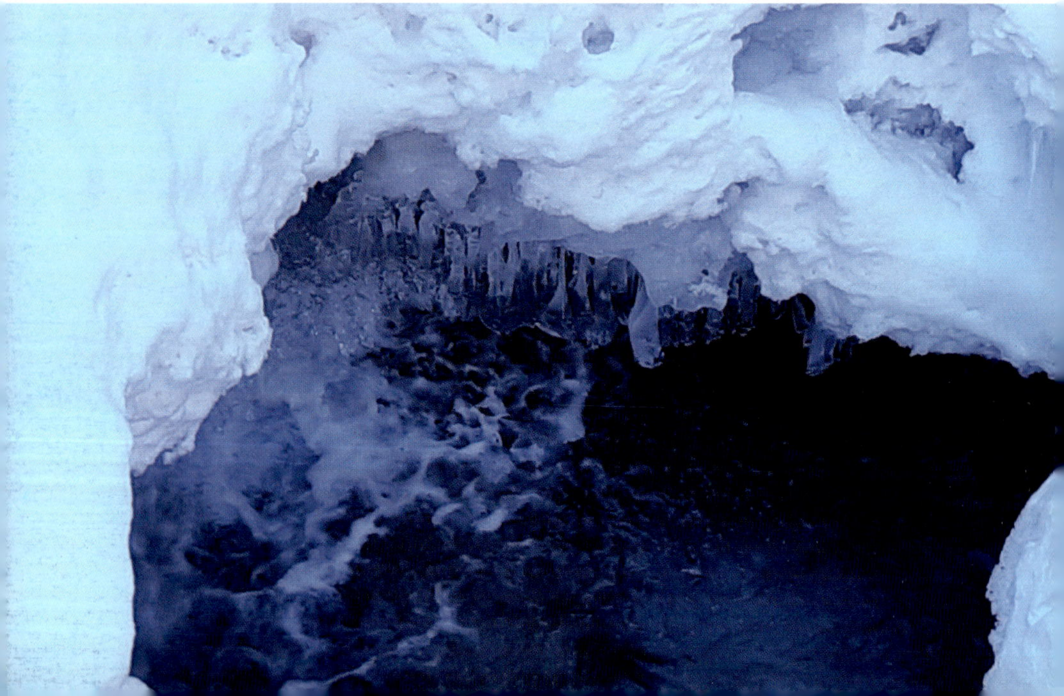

Übung 16:
Immunsystem meditativ stärken

Es gibt viele Möglichkeiten, das Immunsystem zu stärken, wie z.B. Vitamin D und C, Zink, gesunde Ernährung, Bewegung, frische Luft, soziale Kontakte, Singen, ausreichend Schlaf, etc. Im Folgenden eine meditative Möglichkeit. Das Immunsystem ist der physische Ausdruck des Ichs, das zum geistigen Teil des Menschen gehört.

Übung: Besinne dich in der Meditation auf dein Ich. In der reinen Aufmerksamkeitskraft bist du dem Ich nahe. Wenn du dich als Ich fühlst, breite dein Ich geistig in alle Körperregionen von Kopf bis Fuß aus, durchdringe damit den ganzen Körper. Mit dieser Ich-Durchdringung kommst du dem Immunsystem nahe und stärkst es. Das Immunsystem wird auch von vielen Elementarwesen verwaltet. Danke diesen Wesen für ihre unermüdliche Arbeit. Zum Beispiel: „Liebes Immunsystem, liebe Immunwesen, ich bin euch so dankbar, dass ihr Tag und Nacht auf mich aufpasst. Hier schenke ich euch einen Wohlklang."

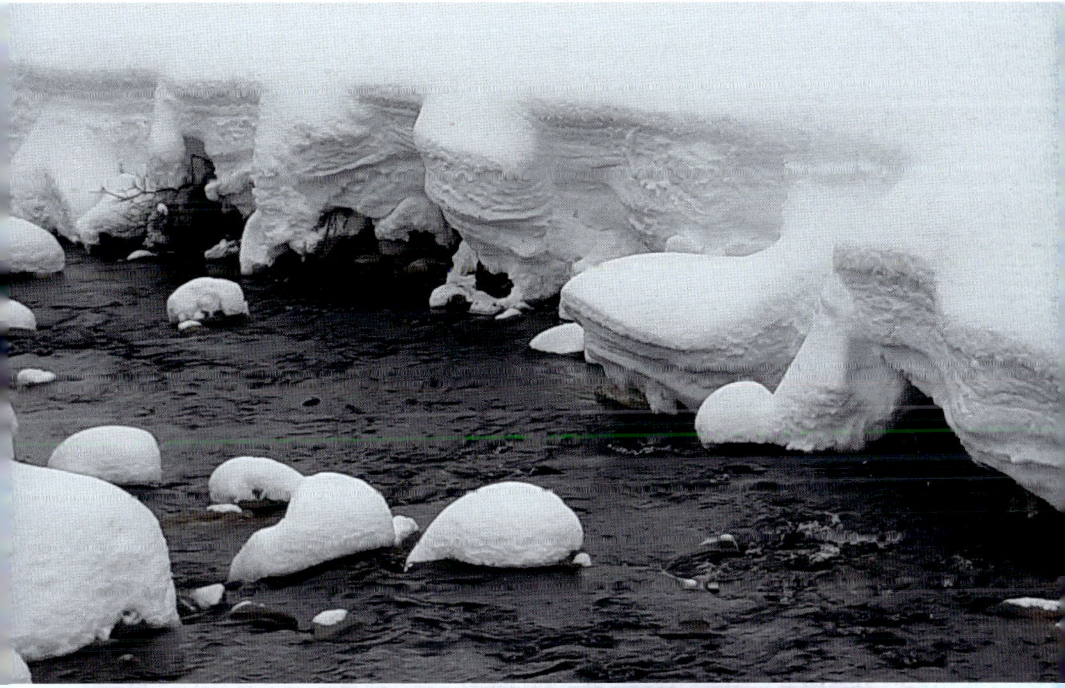

Übung 17:
Heilmeditation von Sigwart zu Eulenburg

Von Sigwart zu Eulenburg, der schon in Übung 2 erwähnt wurde, gibt es eine sehr schöne Meditation, die der Anregung der Selbstheilungskräfte dient. Man kann diese bei jeder Erkrankung zur Unterstützung einsetzen und wenn man sie intensiv macht, kann man auch viel erreichen.

„Spruch für die Anregung der Selbstheilungskräfte (täglich früh und abends):

... Stelle dir die wehe Stelle genau vor, wie wenn du von innen an sie herankämst, nicht von außen. Dann durchlichte sie so stark, bis sie sich vor deinen Augen in Licht auflöst, also fast dematerialisiert ist. Dabei sage und durchdenke plastisch ganz konzentriert die Worte:

Du Gott, der Du in mir ruhst,
Dich rufe ich! –
Kraft von Deiner Kraft,
Licht von Deinem Licht –
sei Heilkraft mir eigen!

Durch diese Macht durchlichte ich der Krankheit
undurchsichtige Materie und stelle sie unter die
verwandelnden Strahlen der Urkraft Gottes, die
durch mich wirkt! –

Alles Dunkel werde Lichtmaterie, durchströmt
von der Gottheit reinigendem Atem, und erfülle
von jetzt an ohne Unterlass das heilige Gesetz
der Harmonie, das für die Materie „Gesundheit"
bedeutet."

(aus dem Buch „Brücke über den Strom", die Mitteilungen von Sigwart vom 30. Juni und 1. Juli 1931)

Den Tod integrieren

Übung 18:
Mit dem eigenen Tod anfreunden

Angst vor dem Tod ist ein wesentlicher Trigger in der Corona-Krise. In den Medien geht es von morgens bis abends nur darum, den Tod zu vermeiden. Um den Tod zu vermeiden wird das Leben stillgelegt.

Das ist ein vergebliches Bemühen, denn jedes Leben endet mit dem Tod. Das war eigentlich schon zu Anfang bei der Geburt klar. Dennoch kann man beobachten, dass insbesondere jüngere Menschen gar nicht wissen, dass man stirbt. Sie wissen es theoretisch natürlich schon, haben es aber nicht durchfühlt und integriert, sondern träumen insgeheim vom ewigen Leben und sind geschockt, wenn sie mit Sterben konfrontiert werden. Da sind viele ältere Menschen realistischer, sie haben ihr Leben gelebt und wissen, dass sie sterben werden.

Wie sieht es eigentlich mit dem Recht auf Sterben aus? Wer hat das Recht, den Zeitpunkt des Todes zu bestimmen als der einzelne Mensch selbst und ganz allein? Raphael Bonelli, ein österreichischer Psychotherapeut, berichtete in einem Video von einem Erlebnis seines Vaters, der Arzt in einer Klinik war. Ein fast 90-jähriger Mann wurde notfallmäßig eingeliefert mit Herzproblemen. Man stabilisierte ihn. Am nächsten Tag bekam er

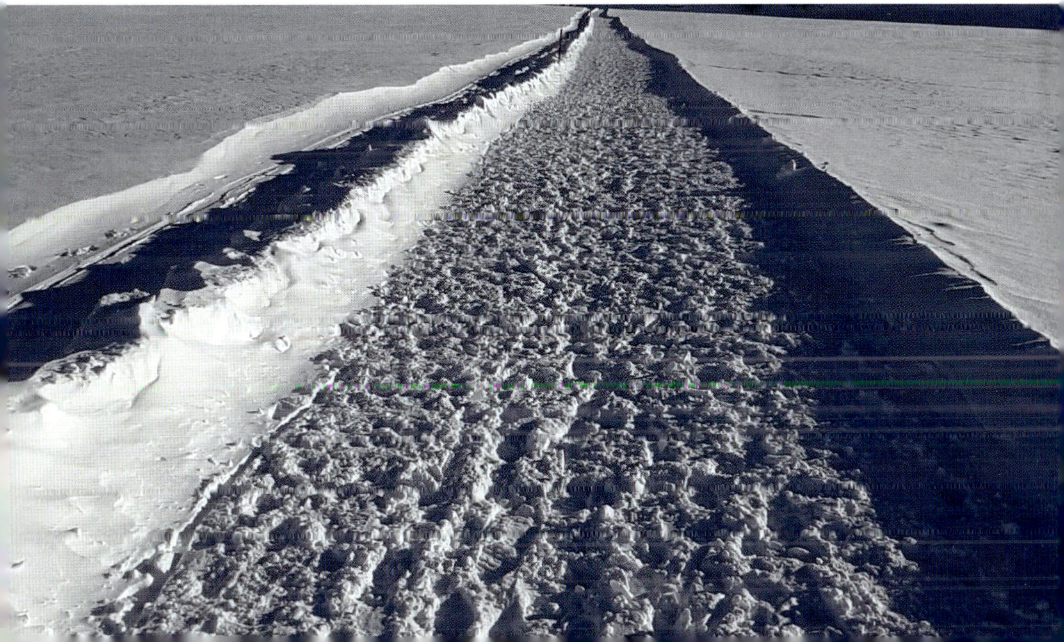

einen Herzanfall. Herrn Bonellis Vater rannte herein, man legte den uralten Mann auf den Boden und der Arzt belebte ihn wieder mit Herzmassage. Zwei Tage später dasselbe. Als der uralte Mann wieder etwas zu sich kam, sagte er zum Arzt: „Herrje, nun lassen Sie mich doch endlich sterben!" Der Arzt fuhr zurück, und endlich konnte der uralte Mann sterben. Das gab dem Arzt zu denken und sollte auch uns zu denken geben.

Die Angst vor dem Tod macht unfrei und manipulierbar. Die Angst vor dem Tod ist die Einstiegstüre für eine Flut irrationaler Ängste. Dagegen macht uns eine emotionale Vorbereitung auf den eigenen Tod stabiler und gelassener. Das Leben wird intensiver, wenn man mit dem Tod rechnet.

Mit jedem Schritt, den man selbst zum Abbau der Angst vor dem Tod macht, hilft man der gesellschaftlichen Entspannung.

Übung: Spiele meditativ deinen eigenen Tod durch. Angenommen, du weißt, dass du in einigen Wochen sterben wirst. Wie fühlt sich das an? Wo willst du sterben? Wie willst du sterben? Was willst du vorher noch erledigen? Was belastet dich, was du unbedingt klären willst, bevor du die Seite wechselst? Wie willst du deinen Nachlass übergeben? Wie sollen deine Liebsten sich zu dir verhalten, wenn du gestorben bist? Was sind deine Vorstellungen, was du nach deinem Tod erlebst und machst?

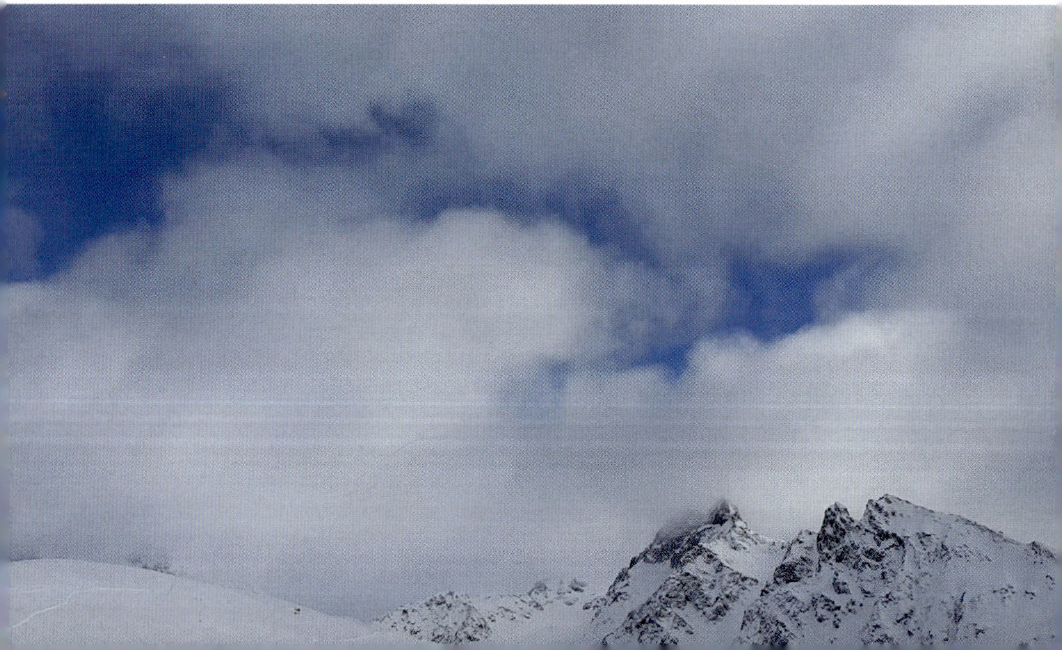

Übung 19: Sich der eigenen kleinen seelischen Tode bewusst werden

Der Tod ist nicht ein einmaliger Prozess, sondern ein fortlaufender. In einem Leben stirbt man normalerweise mehrmals. Umzüge, Trennungen, Schicksalsschläge, danach ist alles anders, die Seele ist gestorben und wieder geboren. Manchmal wird nach schweren Erkrankungen auch der Körper neugeboren.

Übung: Mache dir klar, wie viele kleine Tode du in diesem Leben schon gestorben bist. Was waren die Todesursachen? Wie hat die Wiedergeburt stattgefunden? Wer waren Geburtshelfer? Was hat sich geändert?

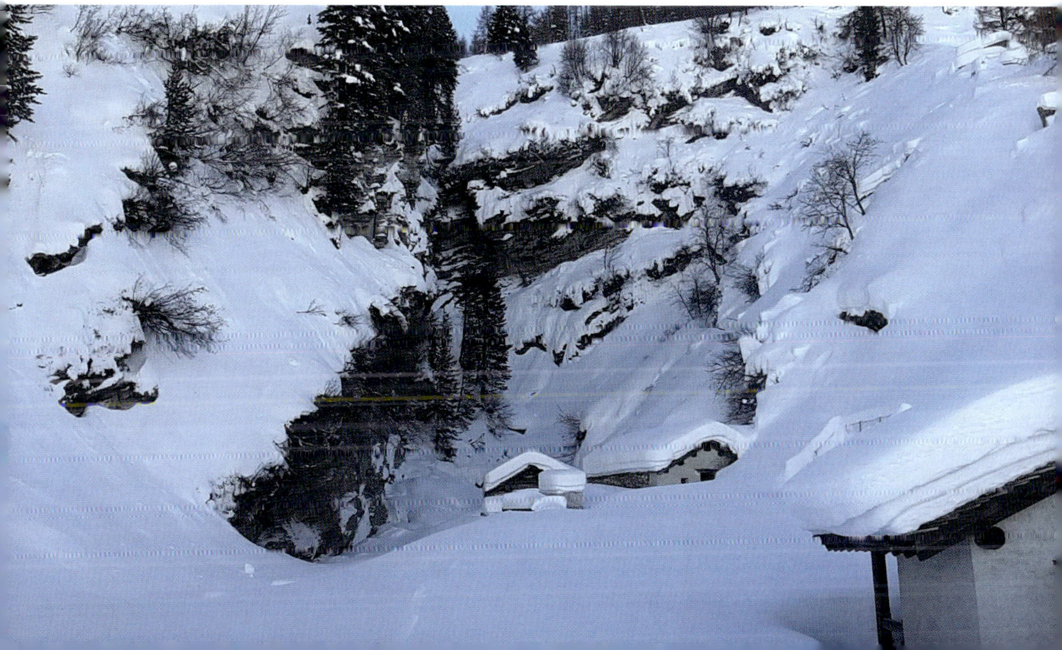

Übung 20:
Achtung vor dem Leben löst Angst vor dem Tod auf

Eine Freundin schickte mir folgenden spannenden Impuls: „Wenn wir das Leben mehr und mehr achten, wird die Angst vor dem Tod heilen. Vielleicht dürfen wir uns alle ganz tief innen und ganz ehrlich fragen, ob wir wirklich genug Achtung vor dem Leben haben? Ich habe gefunden, dass in dem Moment, wo ich intensiv Achtung vor dem Leben gedacht und das Gefühl im Herzen erzeugt habe, SOFORT jede Angst vor dem Tod weg war."

Übung: Stelle dir vor und erzeuge im Herzen das Gefühl der tiefsten Achtung und Ehrfurcht vor dem Leben. Beobachte nun, was mit der Angst vor dem Tod passiert.

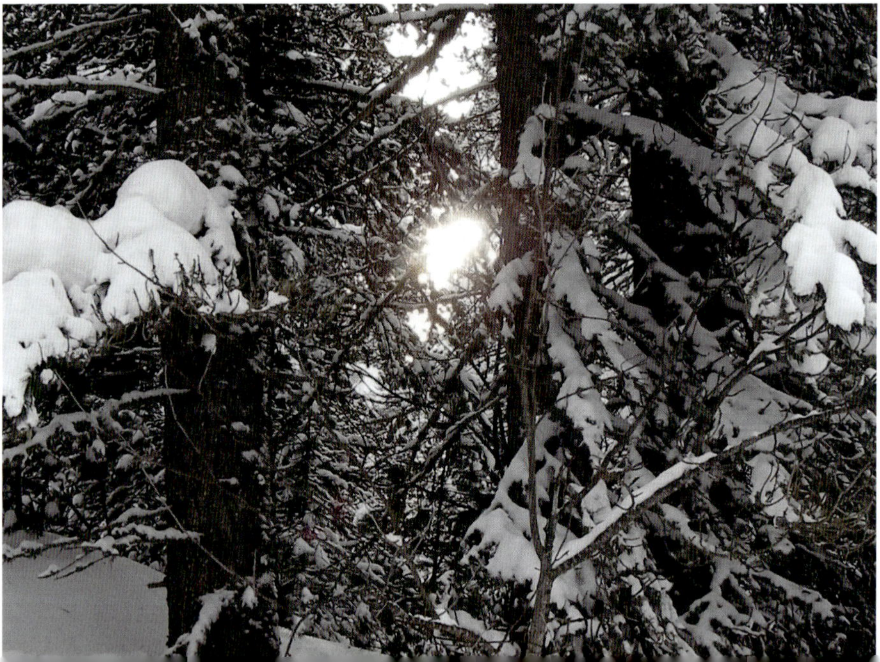

Übung 21: Kontakt zu Toten pflegen

Unser Verhältnis zum Tod ist auch so verklebt, weil wir den natürlichen Umgang mit den Verstorbenen verloren haben. Wenn man die Kontakte zu Verstorbenen pflegt und es alltäglich wird, dass diese mit uns leben, uns inspirieren, uns durchkraften und durchlieben, verändert sich von alleine die Einstellung zum Tod. Die Stufen des nachtodlichen Lebens und der Kontakt zu Verstorbenen ist natürlich ein sehr großes Thema, das an dieser Stelle nicht behandelt werden kann. Ich möchte aber eine einfache Grundübung vorstellen.

Übung: Sammle dich, gehe in dein ruhiges Zentrum. Denke nun an einen Verstorbenen, an denjenigen, der dir jetzt einfällt. Verweile mit ihm und beobachte, welche Gefühle und Impulse tauchen auf? Vielleicht beginnt auch ein inneres Gespräch. Verabschiede dich mit einem Herzensgruß. Denke nun an einen anderen Verstorbenen, verweile mit ihm und achte auf die auftretenden Gefühle und Impulse. Gibt es Unterschiede zwischen den beiden Verstorbenen?

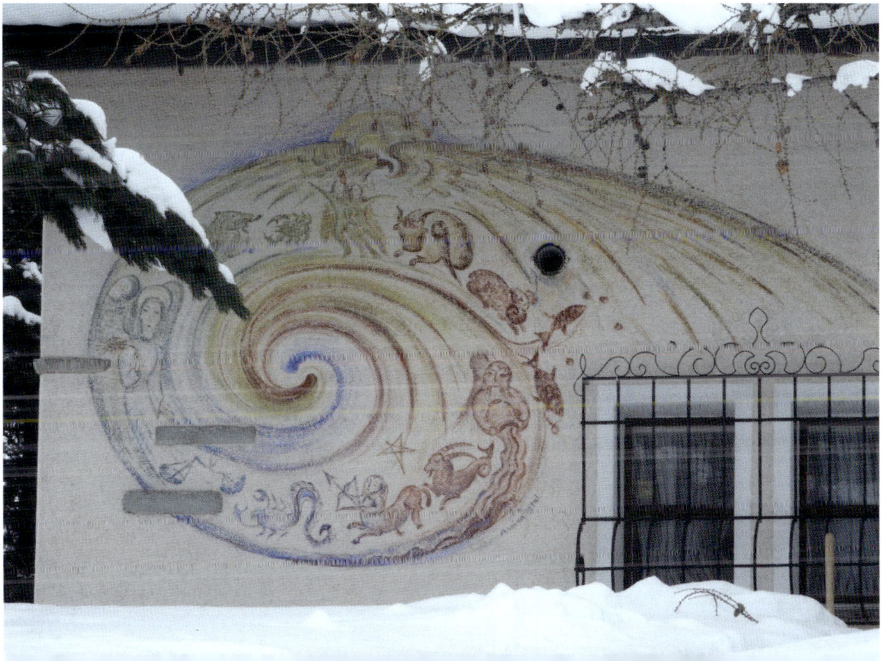

Übung 22:
Wie waren meine Todesumstände in vergangenen Inkarnationen?

Ich hatte Hemmungen, diese Übung hier vorzustellen, denn sehr viele werden sich damit vielleicht überfordert fühlen. Es gibt aber auch viele Menschen, die Erinnerungen an frühere Erdenleben haben, meist natürlich nur in Bruchstücken. Im Laufe eines spirituellen Schulungsweges und der Aufarbeitung der eigenen Schatten stellen sich solche Erinnerungen an frühere Inkarnationen oder das vorgeburtliche Leben naturgemäß ein. Heute bringen immer mehr Menschen sie auch als natürliche Gabe mit. Natürlich ist das kein einfaches Gebiet und es gibt diverse Möglichkeiten der Fehlinterpretation. Doch darum geht es jetzt nicht, sondern darum, ein entspannteres Verhältnis zum Sterben zu bekommen.

Übung: Meditiere die Frage: Wie oft bin ich in den vergangenen Inkarnationen schon gestorben? Und wie waren die Todesumstände? Es geht nicht um präzise Antworten, sondern um Ahnungen und um alles, was im Umfeld dieser Fragen innerlich passiert. Wenn man sich hineinversetzt hat, dass man zum Beispiel schon 20 mal gestorben ist, und das durch ein Klingen in der Seele unterstützt wird, wird das Sterben zunehmend ein natürlicher Vorgang und keine einmalige Katastrophe.

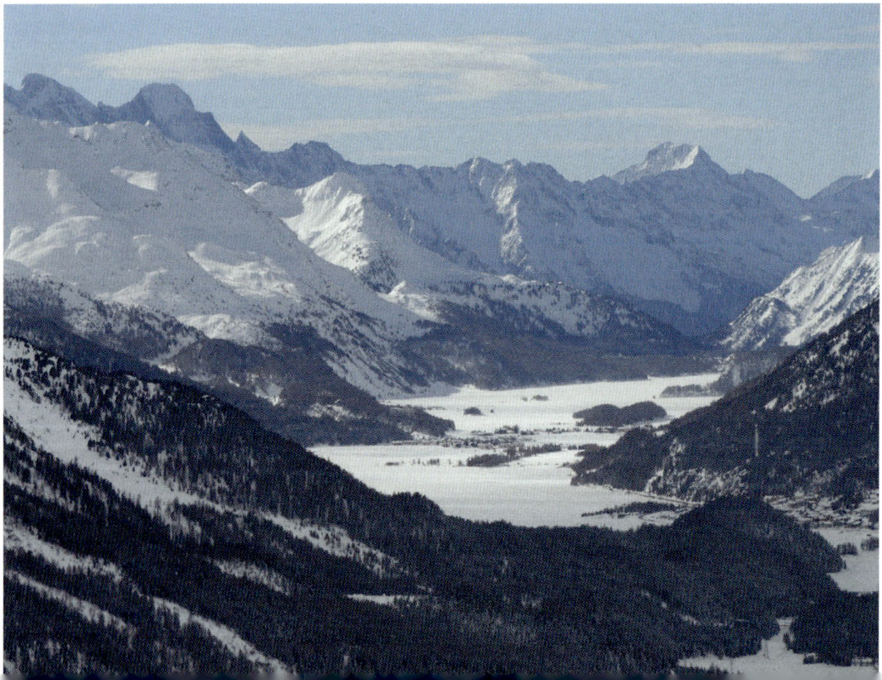

Heilarbeit

Die folgenden Meditationen gehen von der Realität der geistigen Welt aus. Das ist keine Theorie, sondern reale Erfahrung von den Menschen, die sich für übersinnliche Wahrnehmungen geschult haben. Die Ausbildung entsprechender Wahrnehmungsorgane braucht meistens ein langes Üben, es gibt aber immer mehr Menschen, die diese Sensibilität von Geburt an mitbringen. Man schaut damit tiefer hinein in die Hintergründe der physischen Welt und des Lebens.

In den geistigen Welten kann man nicht nur wahrnehmen, sondern auch aktiv arbeiten, wenn dies von höheren Geistwesen mitgetragen wird. Die Erfahrung zeigt, dass das effektiv ist. Die Welt verändert sich in den Hintergründen, Entspannung, Frieden und Freiräume entstehen, was sich fein und unbewusst auf alle auswirkt.

Übung 23:
Stille Kundgebung

Die stille Kundgebung wurde von Marko Pogačnik vorgeschlagen:

„Da öffentliche Proteste in vielen Ländern verboten sind, wollen wir unseren Willen in Stille ausdrücken. Suche Dir jeden Tag zwei bis drei der vorgeschlagenen Affirmationen aus und wiederhole sie so oft wie möglich in Stille. Sprich vom Grund Deines Bauchraumes und mit der Kraft Deines Herzens.

Zusätzlich schlagen wir vor, dass wir uns jeden Freitag um 17:00 Uhr Deiner Zeitzone zu einer stillen Demonstration treffen. Stelle Dir vor, dass wir unter dem Baum des Lebens zusammenkommen und die unten stehenden Affirmationen eine nach der anderen lesen. Gib jeder Affirmation einen Moment Zeit und innere Aufmerksamkeit.

Gemeinsam können wir bessere und gesündere Umstände für uns, unsere Kinder und alle Wesen auf der Erde schaffen.

1. Freiheit ist unser Geburtsrecht!
2. Wir verlangen Frieden auf der Erde!
3. Demokratie ist unser unwiderrufliches Recht!
4. Alle Anstrengungen für eine gesunde Erde!
5. Wir verlangen Bewegungsfreiheit!
6. Wir respektieren Viren und Mikroben!

7. Wir stehen für freie Entscheidungen!
8. Wir unterstützen gerechte und ehrliche Politiker!
9. Für kreative Koexistenz mit der Erde und allen Wesen!
10. Herz-zu-Herz-Bildung für alle Kinder!
11. Wir unterstützen Diversität auf allen Ebenen!
12. Wahrheitsgemäße Information ohne Kontrolle!
13. Wir stehen für die Balance von weiblich und männlich!

Der Ausdruck von Hass ist nicht erlaubt. Du kannst diese Affirmationen auch in der Ich-Form als Deine inneren Entscheidungen wiederholen. Gerne kannst Du diesen Vorschlag weiter verteilen, so dass unsere Stille gehört wird."

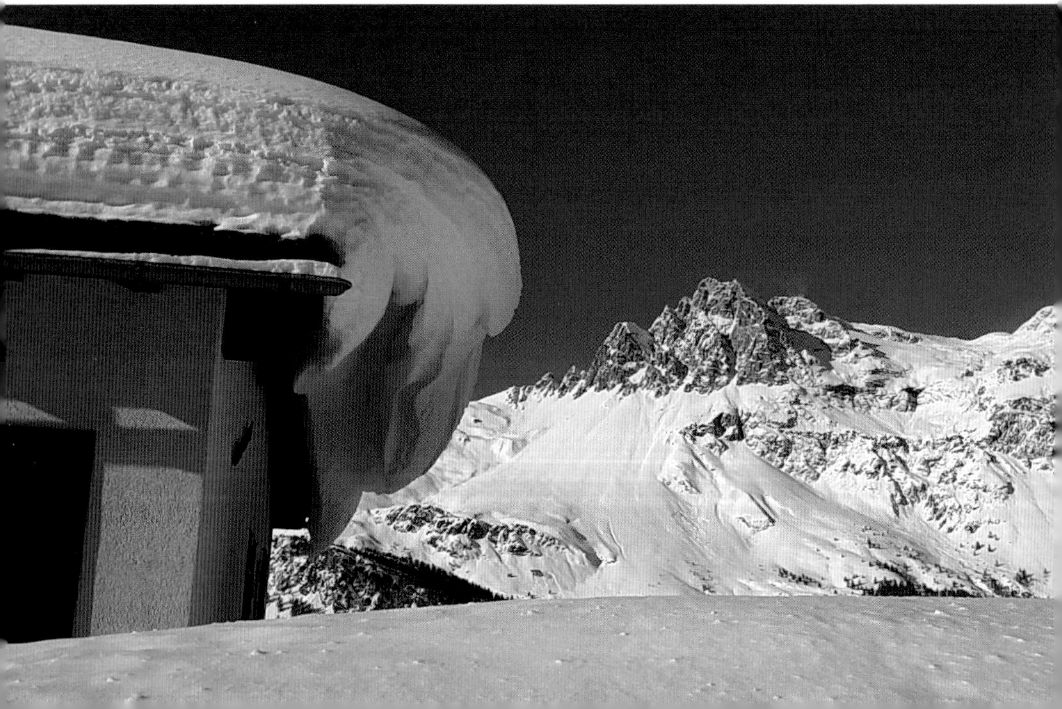

Übung 24:
SarsCov2-Virus und Krankheit Covid19 geistig verbessern

Für alles, was es gibt, existieren in der geistigen Welt lebendige Urbilder im unteren Devachan (d.h. den unteren Regionen der geistigen Welt). Und in der Seelenwelt (Astralwelt) gibt es Wesen, die die Urbilder umsetzen. Das findet man auch für Viren und Krankheiten, und man kann Unterschiede erleben.

Beim SarsCov2-Virus entdeckte ich Anfang März 2020 in der geistigen Wahrnehmung zwei Besonderheiten, die ihn von anderen Viren (Influenza, Epstein-Barr, etc.) unterschieden. Erstens war es stark von dunklen Impulsen besetzt, die aus der Menschensphäre kamen. Zweitens war es abgeschnitten von den normalen Engelshierarchien und Elementarwesen der Natur. Ich schrieb damals: „Offensichtlich ist das Coronavirus stärker mit ängstigenden Widersacherwesen besetzt als andere Krankheiten, an denen mehr Menschen sterben, uns aber nicht so ängstigen. Es gibt also wirklich viel zu tun."

Diese zwei Besonderheiten sprechen dafür, dass das Virus und die Krankheit nicht nur aus einer natürlichen Entwicklung entstammen, sondern auch aus menschlichen Manipulationen. Interessanterweise gab es auch von Anfang an die Diskussion, ob das Virus dem Labor in Wuhan entsprungen sei, wo Corona-Viren manipuliert wurden. Dafür gibt es inzwischen sehr viele äußere Indizien, die von der Microbiologin Rossana Segreto (Uni Insbruck) und Prof. Roland Wiesendanger (Uni Hamburg) zusammengetragen wurden. (12) Politisch ist es nötig, gefährliche Veränderungen von Viren durch Labore zu verbieten.

Spirituell ist es nötig, das SarsCov2-Virus und die Krankheit einzugemeinden und von dunklen Impulsen zu befreien. Das war für mich ein meditativer Schwerpunkt im Frühjahr 2020, und zum Glück haben sich auch einige Freundinnen und Freunde daran beteiligt, was die Kraft enorm stärkte. Die dunklen Impulse auf dem geistigen Virus wurden immer schwächer und ab Juni 2020 nicht mehr wahrnehmbar. In der äußeren Welt wurden die Krankheitsverläufe harmloser und weniger tödlich.

Das Problem war aber nicht erledigt, sondern später traten dunkle Impulse auf dem geistigen Virus wieder auf. Es macht also Sinn, dran zu bleiben.

Übung: Gut ist, zu Beginn der Meditation sich mit dem eigenen Engel, den Engelshierarchien und mit Christus zu verbinden und damit einzuhüllen. So erhält man einen sicheren Standpunkt.

Dann mit einer positiven Haltung den Coronavirus-Wesen begegnen und ihnen den Christus zeigen, ihnen die Naturwesen zeigen und sie mit einem Vaterunser durchbeten.

Man kann auch die verschiedenen Aspekte als Wortmeditation angehen und dabei beobachten, was man wahrnimmt. Zum Beispiel:

- Coronavirus (Virenfamilie, es gibt verschiedenen Sorten, die schon immer bei Erkältungen beteiligt waren.)
- SARS-CoV-2 (Name des neuen Coronavirus der aktuellen Infektionswelle)
- COVID-19 (Infektionskrankheit durch SARS-CoV-2)

Ein Freund hat uns Folgendes geschrieben, was wir als Anregung gerne teilen: „Deinen Ansatz finde ich super und den einzig richtigen: dass man versuchen muss, diese Viren in die Erdentwicklung zu integrieren. Ich mache jetzt auch täglich eine Erlösungsmeditation.

Dabei denke ich folgende Worte:

Ihr Coronaviren, schauet den Christus,
schauet die Liebe des Christus,
schauet die Urkraft der Liebe.
Und schauet die Naturwesen!
Lasset euch positiv in die Erdentwicklung integrieren!
Für euch bete ich das Vaterunser.

Das bete ich dann laut."

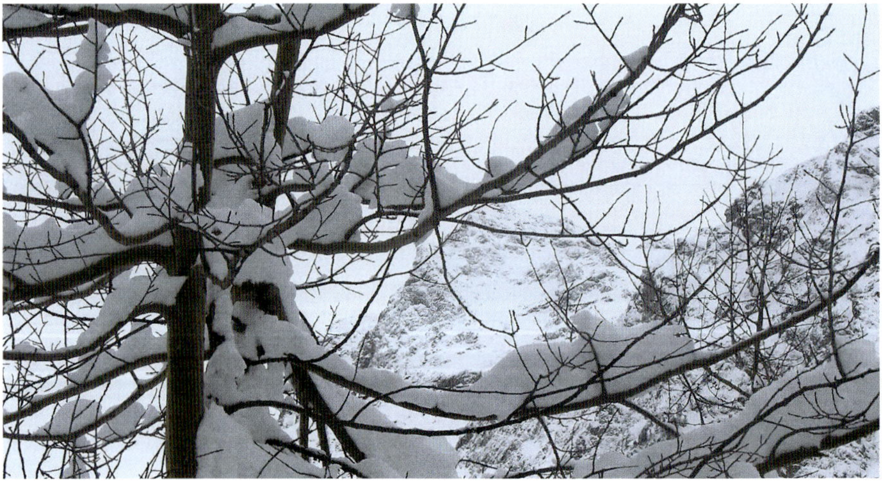

Übung 25:
Heilraum mit Engeln bilden und Angst-, Manipulations- und Lügendämonen freibeten

Seit 2020 laufen mächtige Angstwellen durch die Menschheit. Diese Ängste sind von verschiedenen Seiten genährt. Es gibt Angst vor Krankheit und Tod, Existenzängste aufgrund wirtschaftlichem Shutdown, Angst vor einer Gesundheitsdiktatur. Diese Ängste steigen oft aus unteren Regionen hoch und vernebeln das Herz und den Kopf.

In der meditativen Betrachtung zeigen sich die Ängste oft als Dämonen, die es nicht nur individuell, sondern kollektiv gibt. Es gibt sehr große Dämonen in der Astralwelt, die ganze Städte überschatten und sich in die Menschenseelen hineindrängen. Es gibt auch Dämonen, die Manipulationen und Lügen transportieren. Die oben beschriebene Hypnose wird – geistig betrachtet – durch solche Dämonen getragen, die in der Seele das Ich überschatten und verdrängen.

Ich erlebe immer wieder, dass in großen Städten die Anzahl solcher Dämonen viel höher ist als auf dem Land. In abseitigen Dörfern fühlt man sich vom Corona-Stress wie befreit und bekommt wieder ein Empfinden des normalen, d.h. dämonenfreieren Lebens.

Diese Dämonen durchdringen uns und beeinflussen unser Seelenleben. Rudolf Steiner beschreibt das so: „Alles, was Sie unwillkürlich tun, alles, wozu Sie gedrängt werden, geschieht durch die Wirkung von anderen Wesenheiten. Es geschieht nicht aus dem Nichts heraus."

Und wo kommen diese Dämonen her? Es gibt mehrere Quellen.

Erstens werden sie von uns Menschen unbewusst durch Lügen und falsche Gedanken erzeugt. Rudolf Steiner: „Wesenheiten, die Sie selbst durch Ihre wahren oder falschen Gedanken erzeugen, sind solche, die sich nach und nach zu Dämonen auswachsen. Es gibt gute Dämonen, die von guten Gedanken ausgehen. Schlimme Gedanken aber, vor allem un wahre, lügnerische, erzeugen dämonische Gestalten der furchtbarsten und gräßlichsten Art, die den Astralleib [d.h. Seelenleib], wenn man sich so ausdrücken darf, durchspicken." Es handelt sich hier um gewaltige Dimensionen, die tägliche weltweite Anzahl von Lügen und falschen Gedanken ist unermesslich.

Solche von einem Menschen erzeugten Dämonen bleiben aber nicht nur bei diesem, sondern sie strömen in die Umgebung, prägen die Stimmung von Häusern und Städten und gehen auch in andere Menschen hinein.

Ein zweiter wichtiger Grund sind ungerechte, schlechte Gesetze: „Alle Dinge, wie ungerechte, schlechte Gesetze, die in unrichtiger Weise bestrafen, schlechte Einrichtungen in einer sozialen Gemeinschaft, die wirken zurück auf den Ätherleib [d.h. Lebenskräfteleib], daß im Ätherleib sich jene Wesenheiten abschnüren, die man heute in der abergläubischen Zeit nur verlacht. Diese Wesenheiten sind Spektren, Gespenster." (Rudolf Steiner, GA 98, S. 105 ff.) Ungerechte, schlechte Gesetze gibt es viele, die verwirrenden Corona-Verbote gehören besonders dazu, daraus entstehen Fluten von Gespenstern und Dämonen.

Ein dritter Entstehungsgrund ist die bewusste Erzeugung von Dämonen, zum Beispiel durch Propaganda, Intrigen und öffentlicher Hetze, aber auch durch gezielte dunkle magische Arbeit.

Leider werden diese Angst-, Manipulations- und Lügendämonen in großem Stil und systematisch geschaffen, entsprechend wichtig ist es, sie auch systematisch und täglich wieder abzubauen und aufzulösen. Hier fühlt man sich natürlich überfordert, aber jede Wanderung beginnt mit kleinen Schritten.

Im Folgenden stelle ich eine Methode vor, die hygienisch ist, da man mit den eigenen Wesensgliedern in einem geschützten Raum bleibt, so dass die Gefahr gering ist, dass etwas an einem hängenbleibt. Ich bin gewohnt mit den christlichen Engelshierarchien zusammenzuarbeiten, wem

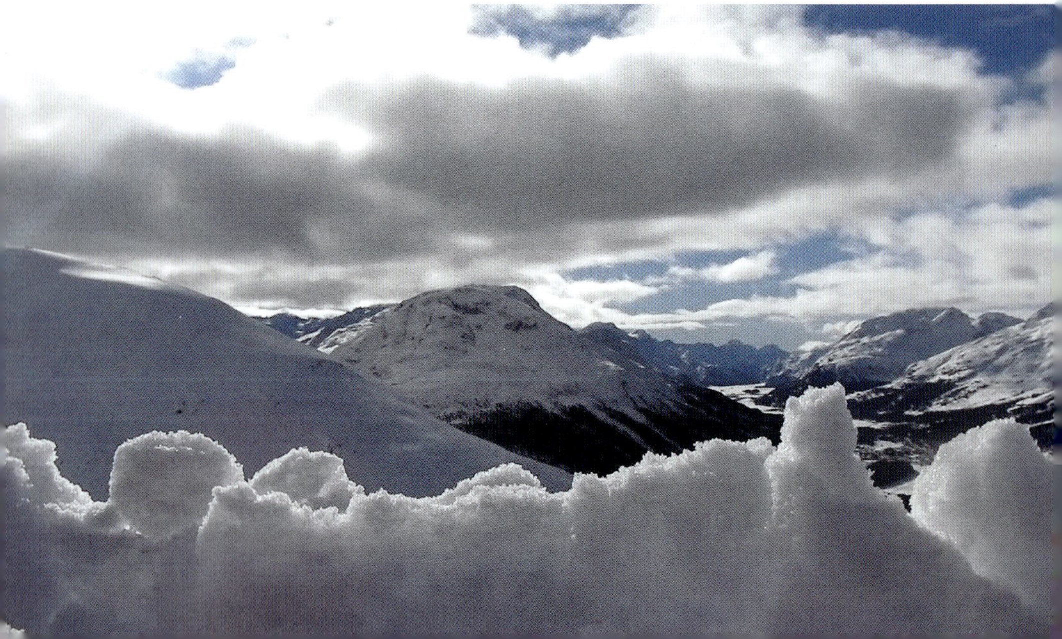

das fremd ist, sollte die Meditation so umgestalten, wie es ihm am besten entspricht.

Übung: Ich verbinde mich mit meinem Engel und empfinde diesen. Wenn die Verbindung deutlich da ist, bitte ich meinen Engel, meine Bitte an die höheren Engelshierarchien weiterzugeben, vor mir einen Heilraum aufzubauen. Insbesondere die Scharen Michaels (Anlitz Christi, Durchsetzungskraft) und die Scharen Raphaels (Heilung) bilden aus ihren Leibern den geistigen Heilraum. Ich sehe von außen auf diesen. Nun bitte ich die Engelshierarchien, Angst-, Lügen- und Manipulationsdämonen in den Heilraum hereinzuführen. Ich beobachte wie sich die Stimmung und Färbung des Heilraumes verändert. Wenn ich den Eindruck habe, dass die für jetzt vorgesehenen Dämonen im Heilraum angekommen sind, bitte ich die Engelshierarchien, diese aufzulösen. Ich besinne mich auf Christus und sende die Christuskraft in den Heilraum, dazu kann eine bildliche Christusdarstellung sehr helfen. Abschließend schicke ich ein Vaterunser in den Heilraum. Während all dieser Schritte bleibe ich in meiner Position außerhalb des Heilraumes. Ich beobachte, ob sich der Heilraum verändert und durchlichtet ist oder noch etwas nötig ist. Wenn noch etwas nötig ist, mache ich das. Abschließend bitte ich meinen Engel, den Engelshierarchien meine Bitte weiterzuleiten, den Heilraum wieder aufzulösen.

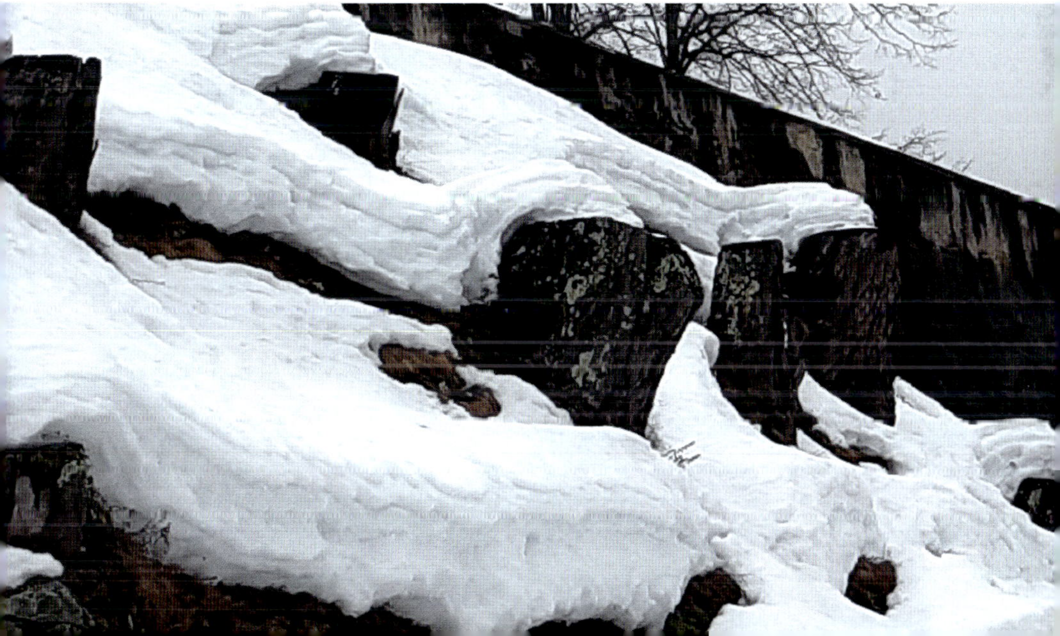

Übung 26:
Masken, Tests und Impfstoffe segnen und durchbeten

Leider sind viele der Corona-Maßnahmen mit dunklen geistigen Impulsen belegt. Auf Masken und Tests fanden wir dunkle Impulse und Flüche, die zu einem Verrücken der Wesensglieder und einer Schwächung des Ichs führen können, was einen aus der Mitte bringt und anstrengt. Es erscheint mir wichtig, damit zu rechnen und nicht blind darauf hereinzufallen. Dieses Problem kann man durch ein Gebet und Segnung in der Regel beseitigen.

Impfstoffe haben nicht nur Nebenwirkungen auf die physische Gesundheit, sondern sie können auch die seelische und geistige Verfassung beeinträchtigen. Auf dieses schwerwiegende Problem wies Rudolf Steiner deutlich hin. Er sagte 1917, man werde »... vielleicht in nicht so ferner Zukunft einen Impfstoff finden, durch den der Organismus so bearbeitet wird in möglichst früher Jugend, möglichst gleich bei der Geburt, dass dieser menschliche Leib nicht zu dem Gedanken kommt: Es gibt eine Seele und einen Geist.« (GA 177, S. 97). Der Mensch würde nur noch über die physische Welt denken können und im Materialismus gefangen bleiben.

Die übersinnliche Untersuchung der neuen Covid-19-Impfstoffe zeigte wiederholt, dass die meisten tatsächlich den Effekt haben, die Verbindung zum Engel und damit zur geistigen Welt abzuschneiden und die Wesensglieder (Ätherleib, Astralleib, etc.) zu verwirren. Bei einigen Verstorbenen nach einer Impfung konnten wir beobachten, dass die Auswirkung der Impfung auf den Ätherleib zu starken Blockaden im nachtodlichen Leben führte. Hier liegt ein schwerwiegendes gesellschaftliches Problem vor. Individuell kann man dieses durch medizinische Begleitung und geistige Arbeit und ein bewußtes Wiederherstellen der geistigen Verbindung sicherlich beheben, zumindest nach einiger Zeit.

Übung: In jedem Falle sollte man die verschiedenen Tests und die FFP2-Masken in irgendeiner Art segnen, zum Beispiel mit einem Vaterunser durchbeten, bevor man sie benützt. Das reicht in der Regel aus, um einen eventuellen dunklen Impuls, der geistig auf der Maske oder dem Test sitzt, zu erlösen. Bei selbstgenähten und medizinischen blauen Masken scheint das nicht nötig. Bei den Impfstoffen ist es leider komplizierter, ein Segen reicht hier wohl nicht aus, ist aber in jedem Fall gut.

Übung 27:
Zeitungsartikel und Filme geistig reinigen

Auch Zeitungsartikel und Filme sind mit Geistwesen erfüllt. Die Ausbreitung der Angst- und Manipulationsdämonen läuft stark über die Medien. Kaum sieht man einen Film, schon ist ein entsprechender Dämon in die eigene Seele geschlüpft. Es geht dabei nicht unbedingt um den Inhalt des Films oder Artikels, sondern um die Energie und Geistigkeit, mit der er aufgeladen ist. Oft passt das mit dem Inhalt zusammen, aber nicht immer.

Übung: Bleibe wachsam beim Medienkonsum. Sobald du durch einen Film oder Artikel negativ berührt wirst, stoppe und mache eine Heilaktivität in Richtung des Films oder Artikels. Das kann ein positiver Gedanke, eine segnende Geste oder ein Gebet sein. Beobachte, ob sich dein Gefühl dadurch ändert.

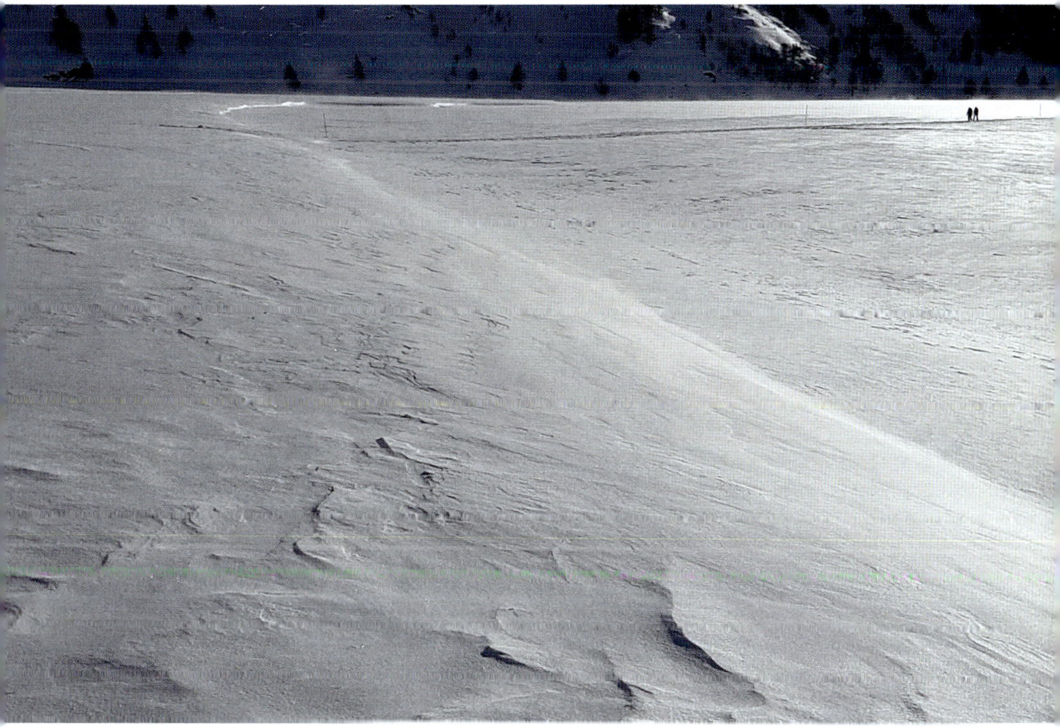

Übung 28:
Mit Entschiedenheit den dunklen Geistern, die im Hintergrund wirken, entgegentreten und diesen die Kraft nehmen oder sie erlösen

Mit den bisherigen Übungen ist eine gute Basis zur spirituellen Notwehr in der Coronakrise gelegt. Man kann geistig tiefer gehen und hinter den beschriebenen Dämonen den ursächlichen Geistern begegnen und mit diesen arbeiten.

Der Einschlag der Coronakrise 2020 ist ein tiefgehender Angriff auf das menschliche Bewusstsein. Er ist gleichzeitig auch eine Chance, denn viele unerlöste Altlasten aus der geschichtlichen Entwicklung treiben an die Oberfläche. Ich hoffe, dass jede und jeder die eigenen speziellen spirituellen Möglichkeiten nutzt, damit wir als Menschheit dieser Herausforderung begegnen können.

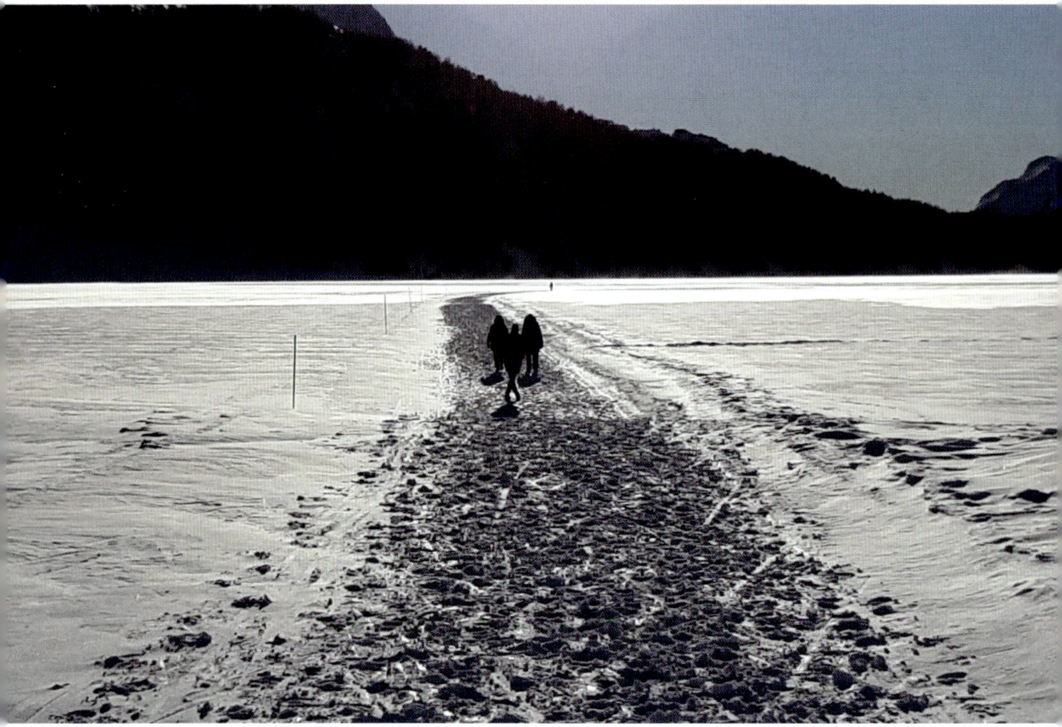

Geisteswissenschaftliche Blickwinkel zur Coronakrise

Im Folgenden will ich die mir wichtigsten Blickwinkel zur spirituellen Einordnung der Coronakrise aphoristisch zusammentragen. Es sind verschiedene, sich ergänzende Verständnisschichten. Es sind Angebote, man muss selbst sehen, ob es Bedeutung hat.
Ich kann es hier nicht ausführlich ausführen, bei Bedarf bitte selber weiter vertiefen. Einiges Material dazu ist auf unserer Homepage:
https://www.anthroposophische-meditation.de/corona-krise

Seelischer Blickwinkel: Kollektive Angststörung

Der öffentliche Umgang mit dem Coronavirus ähnelt überraschend stark der Struktur einer Angststörung, wie diese in der Psychologie beschrieben wird: Anfängliches Schockerlebnis, immer ausgefeiltere Schutzmaßnahmen, womit die Angst aber verstärkt wird, Zoomblick auf das Problem, Ausblendung verharmlosender Fakten, etc. Das ist in diesem Video weiter ausgeführt: https://www.youtube.com/watch?v=kowfTxqnpuw&t=1026s

Seelischer Blickwinkel: Kollektive Hypnose

Die Mechanismen der kollektiven Hypnose wurden in Übung 9 beschrieben.

Astrologischer Blickwinkel: Wie bei Beginn der Reformation: Konjunktion von Saturn und Pluto im Steinbock am 12. Januar 2020

Diese besondere Konjunktion am 12. Januar 2020 wurde in Kreisen Sternenkundiger als sehr bedeutend und als Einleitung einer Wendezeit beschrieben. Der Astrologe Juri Viktor Stork schrieb zum Beispiel: „Saturn und Pluto standen im Steinbock das letzte Mal im Jahr 1517 in Konjunktion. Es war der Beginn der Reformation, während der die jahrhundertelange weltliche Macht der römischen Kirche in Frage gestellt und letztendlich beschränkt wurde. Es war eine Erschütterung im gesellschaftlichen Gefüge, deren Auswirkungen bis heute zu spüren sind. Die Frage, die heute nun gestellt wird, ist dieselbe wie damals: Wer hat die Macht, und auf welcher Grundlage basiert diese? Ist der Machtanspruch noch begründet? Wer macht die Regeln der Gesellschaft, und wer setzt diese durch?" (13)

Um einen Glaubenskrieg geht es heute auch. Glaubst du an Corona? Trägst du eine Maske? Glaubst du an die materialistische Medizin? Hast du die richtige Einstellung? Die gesellschaftliche Machtfrage liegt auch auf dem Tisch. (Siehe „The Great Reset", eine Initiative des Weltwirtschaftsforums (WEF), die eine Neugestaltung der weltweiten Gesellschaft und Wirtschaft im Anschluss an die COVID-19-Pandemie vorsieht.)

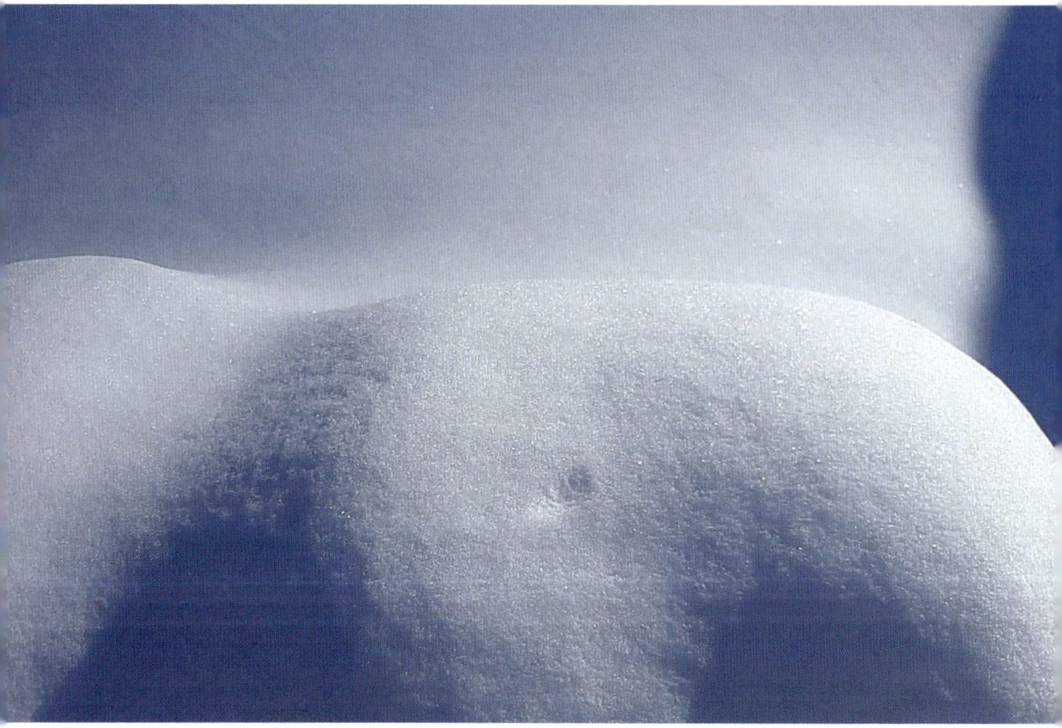

Geschichtlicher Blickwinkel:
100 Jahre Russische Revolution: Aufleben dieses Geschichtsimpulses

Rudolf Steiner beschreibt das historische Gesetz, dass geschichtliche Impulse nach 33 1/3 sowie nach 100 Jahren deutlicher hervortreten können. "Eine Menschengeneration von dreiunddreißig Jahren reift einen Gedankenkeim, einen Tatenkeim aus. Ist er dann ausgereift, so wirkt er durch sechsundsechzig Jahre weiter noch im geschichtlichen Werden. Man erkennt die Intensität eines Impulses, den der Mensch ins geschichtliche Werden hineinlegt, auch in seiner Wirksamkeit durch drei Generationen, durch ein ganzes Jahrhundert hindurch." (Rudolf Steiner, 26.12.1917, in GA 180, S. 60)

Was war 100 Jahre vor der Coronakrise und den weltweiten Lockdowns? 1920 besiegten im russischen Bürgerkrieg die Bolschewiki die Menschewiki, damit begann die Ära des diktatorischen Sozialismus, der das 20. Jahrhundert prägte. Lenin und Stalin errichteten in Russland ihre Zwangsregime. In Deutschland folgten 1933 die Nationalsozialisten, die zwar die Kommunisten bekämpften, aber ein Zwangsregime mit ähnlichen Methoden und Zielen wie die russischen Revolutionäre errichteten. Mao Zedong rief 1949 nach einem Bürgerkrieg in China die „Volksrepublik" aus, in vielen weiteren Staaten gab es „sozialistische Revolutionen".

Dies war immer begleitet mit einer Umerziehung der Menschen und Beseitigung der „Staatsfeinde" für das kommunistische Endziel der "idealen Gesellschaft". Im „Schwarzbuch Kommunismus" schätzt der Historiker Courtois, dass die Kommunisten jeweils so viele Menschen umbrachten: Sowjetunion 20 Millionen, China 65 Millionen, Vietnam 1 Million, Nordkorea 2 Millionen, Kambodscha 2 Millionen, Afrika 1,7 Millionen, Afghanistan 1,5 Millionen, etc. Durch die Nationalsozialisten starben etwa 25 Millionen Menschen. Das ist natürlich nur die Spitze des Eisberges. Die Bevölkerungen wurden gehirngewaschen, überwacht und oftmals schwer traumatisiert. Die „antikommunistischen" Reaktionen waren oftmals nicht besser, wie zum Beispiel die Hexenjagden der McCarthy-Ära zum Beginn den Kalten Krieges in den USA.

In der Symptomatik der staatlichen und gesellschaftlichen Reaktionen auf die Coronakrise springt ein Aufleben dieses kommunistischen Geschichtsimpulses ins Auge: Chinas rabiater Lockdown wird gelobt und zum weltweiten Vorbild gemacht. Staatlicher Zwang dominiert das Wirtschafts- und Kulturleben. Wir alle müssen dem höheren Ziel der „Solidarität" dienen und was „Solidarität" ist, wird vom Staat definiert. Wer nicht „solidarisch" ist und sich zum Beispiel mit zwei Freundinnen trifft oder Fußball spielt, wird von der Polizei verfolgt und empfindlich bestraft. Freiheitliche Grundrechte werden wertlos und müssen sich der „Solidarität" unterordnen. Alle Menschen werden gleichbehandelt, alle bekommen Ausgangssperre, Kontaktverbot, Reiseverbot und eine Impfung, egal wie sinnvoll es ist. Die Medien stellen auf Propaganda um, abweichende Meinungen finden fast keinen Platz. Da es noch Meinungsfreiräume in den sozialen Medien gibt, findet auch dort eine Zensur statt. Abweichler werden diffamiert und ausgegrenzt mit entsprechenden sozialen und wirtschaftlichen Konsequenzen. Der staatliche Dirigismus findet weltweit statt, passend zum Ziel der „Weltrevolution". Das alles wollen Befürworter der Lockdowns nicht sehen, was aber auch zur sozialistischen Symptomatik gehört, die Nebelgebilde der Verschleierung.

Es stellt sich die Frage: Wenn das wirklich so ist, wie gehen wir damit um?

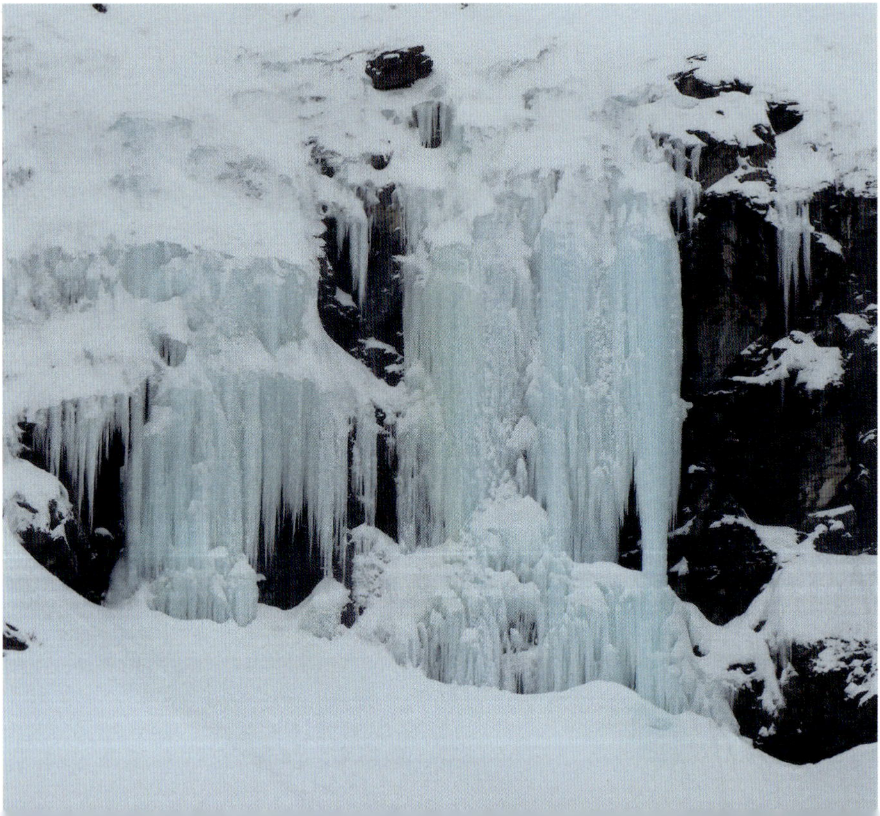

Geistiger Blickwinkel:
3 x 666 = 1998: starkes Wirken soratischer Geister

In der Anthroposophie gibt es sehr differenzierte Beschreibungen von Widersachergeistern und gefallenen Engeln, die uns Menschen konstituieren. Die „ahrimanischen Wesen" sind die Geister des Materialismus, der Kälte und der Dunkelheit, die „luziferischen Wesen" sind die Geister des Hochmutes, der Egomanie und des blendenden Lichts, die „asurischen Wesen" sind die Geister der Zersplitterung und Ich-Auflösung. (Im Sanskrit wird der Begriff Asuras als „böser Geist" oder "Gegenspieler der Götter" verwendet, also als Überbegriff, während Rudolf Steiner damit eine spezielle Art gefallener Engel bezeichnet.) Alle diese Widersachergeister gehören zu unserem Universum und haben - wenn sie mit Christuskraft, das heißt Ich-Kraft erlöst und verwandelt werden - sehr positive Wirkungen. Es gibt eine vierte Gruppe, die aus Geistbereichen außerhalb unseres Universums entstammen und im Geistraum der Erde eigentlich nichts zu suchen haben, die soratischen Wesen. Diese können Menschen verführen, da sie Macht versprechen. Machtsüchtige Menschen verfallen leicht soratischen Wesen, die die Inspiratoren des Bösen sind. (Auf www.anthrowiki.at findet man ausführlichere Beschreibungen.)

Ich möchte betonen, dass das keine Theorie oder Glaubenssystem ist, sondern in der übersinnlichen Wahrnehmung begegnet man laufend diesen Wesen. Es ist eine Bedingung eines gesunden geistigen Schulungsweges, dass man lernt mit diesen Wesen umzugehen.

Rudolf Steiner schildert, dass es im Rhythmus von 666 Jahren seit Christi Geburt ein verstärktes geschichtliches Hereinwirken soratischer Impulse gibt. Das sei der geistige Hintergrund der Vernichtung des Templerordens 1312, was ein wichtiger Meilenstein der damals beginnenden Inquisition war. Dabei geht es hier nicht um die genaue Jahreszahl, sondern um einen Zeitraum.

3 x 666 ist 1998. Das ist unser Zeitraum. Was kann man hier entdekken?

Die oben genannten menschenverachtenden Diktaturen des 20. Jahrhunderts waren riesengroße Landebahnen soratischer Wesen. In diesen Themen stecken wir alle noch mitten drin.

Zum Ende des 20. Jahrhunderts wurden neue Technologien eingeführt, die Digitalisierung, die Mobilfunktechnik, die Gentechnologie. Diese Techniken prägen die Menschen tiefgehend und können zerstörend auf die Seele und das Bewußtsein wirken. Auch diese Technologien sind große Landebahnen soratischer Wesenheiten, das ist ein über Jahrzehnte sich bestätigendes Ergebnis übersinnlicher Forschung. Hochsensible Menschen spüren das auch und reagieren oftmals sehr stark auf Mobilfunkstrahlen, nicht wegen der physischen Strahlen, sondern da sie die darauf reitenden soratischen Wirkungen erleben.

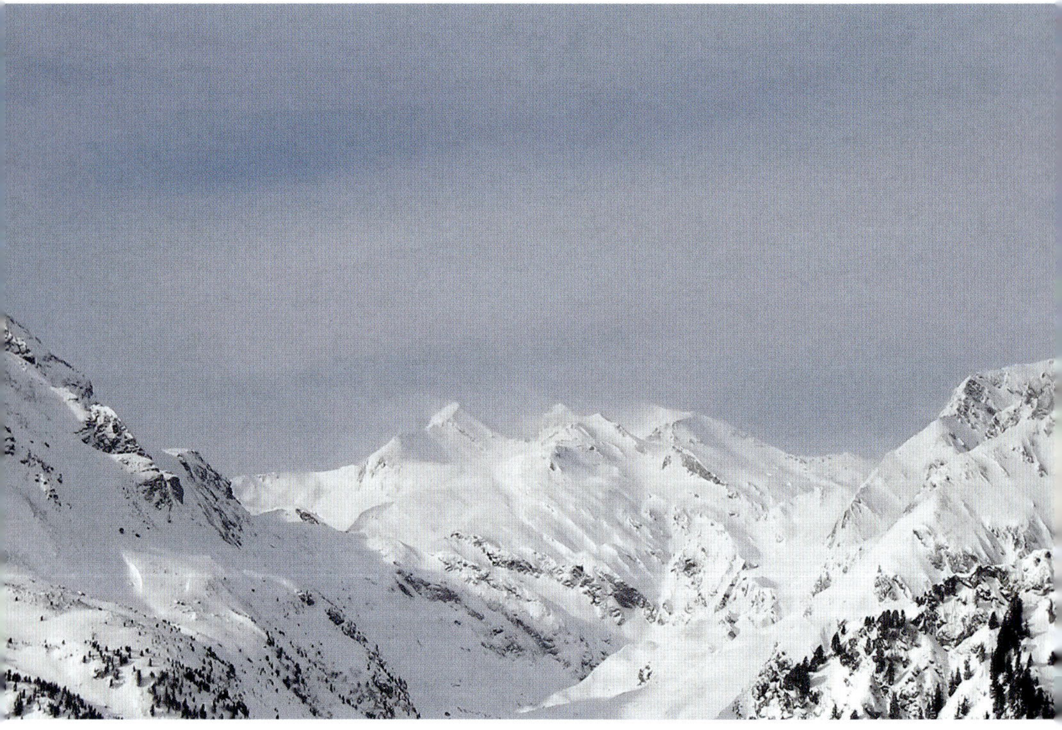

Geistiger Blickwinkel: Bevorstehende Inkarnation Ahrimans

Ich weiß, dass die „bevorstehende Inkarnation Ahrimans" für jemanden, der mit Anthroposophie nicht tiefer vertraut ist, eine Zumutung ist. Zum Verständnis braucht man Grundlagen, die man sich erst erarbeiten muss. In diesem Sinne bitte ich großzügig weiterzulesen.

1909 sprach Rudolf Steiner von der Gefahr einer „unerträglichen Tyrannei" durch den politischen Missbrauch der Bazillen-Furcht: "So scheint dem Parteihader ausgeliefert zu sein, was eins der größten Güter des menschlichen Lebens ist [die Gesundheit]. [...] Was würde zum Beispiel der Menschheit bevorstehen, wenn man die Bazillen- [oder Viren-]furcht ausnutzen und Bestimmungen gesetzlicher Art gegen die Bekämpfung der Bazillen [oder Viren] schaffen wollte? [...] es würde das zu unmöglichen Zuständen, zu einer unerträglichen Tyrannei führen." (Rudolf Steiner, München, 6. März 1909, nicht in der GA, Quelle: steinerdatenbank.de)

1919 beschrieb Rudolf Steiner in mehreren Vorträgen, dass in der Anfangszeit des 3. Jahrtausends die Inkarnation Ahrimans ansteht. Wenn man seine Beschreibungen liest, fühlt man sich tatsächlich in die heutige Zeit versetzt. Rudolf Steiner gibt einige Strömungen an, die die Inkarnation Ahrimans vorbereiten. Zu ihnen gehört der wissenschaftliche Materialismus, ein von der Wirtschaft getriebenes Geistesleben, die Konservierung von Wissen in Bibliotheken und heute auf elektronischen Datenträgern, der Glaube an die Allmacht von Zahl und Statistik, das Betonen der Partei-Gegensätze, die Errichtung einer Weltregierung etc.

Die Inkarnation Ahrimans muss man sich als einen langwierigen Prozess denken, die ahrimanischen Geister sinken schrittweise herab in die Wesensglieder der Menschen. Wenn Ahriman das Ich durchdringt, erlebt man dieses nicht mehr, man ist von der Außenwelt aufgesogen. Das ist schon seit Jahrhunderten so. In der Meditation, Religion, Kunst oder intensiven Denken kann man dieses Wirken Ahrimans überwinden. Wenn ahrimanische Wesen das Denken verhüllen, bekommt man abstrakte, unlebendige Gedanken. Das wird heute von vielen als Standard angesehen, den Raum des Denkens haben die ahrimanischen Wesen schon in großem Umfange besetzt. In unserem Zeitalter kämpfen die ahrimanischen Wesen besonders um den Raum des Fühlens der Menschen, je mehr die Inkarnation Ahrimans im Gefühlsraum fortschreitet, umso gefühlsverarmter bis gefühlloser wird man. Aber auch die Ahrimanisierung der Lebensleiber der Menschen hat schon begonnen. Das schon heute sichtbare Ergebnis ist der Maschinenmensch mit künstlicher Intelligenz, das Ideal des Transhumanismus.

Die Inkarnation Ahrimans ist ein notwendiges Ereignis in der Menschheitsevolution. Dieses kann aber unterschiedlich stattfinden. Es gäbe die Möglichkeit, dass wir Menschen damit umgehen lernen und die ahrimanischen Impulse aufnehmen und verarbeiten, ohne dabei das Ich, die Seele und die geistige Anbindung zu verlieren. Damit würden auch die ahrimanischen Wesen erlöst werden. Es gibt aber auch die andere Variante, dass wir Menschen dabei unser Menschsein verlieren und zu Maschinen werden. Das ist umso mehr der Fall, wenn die Inkarnation Ahrimans von soratischem Wirken benützt wird und deshalb verfrüht stattfindet. Durch die gegenwärtige soratische Kulmination scheint das der Fall zu sein. Rudolf Steiner sah das voraus. Seine Schilderungen der Inkarnation Ahrimans und der Errichtung einer politischen Weltherrschaft, samt Entwöhnen des Eigendenkens und Impfens, um die Verbindung zur geistigen Welt zu stören, entsprechen dieser Variante.

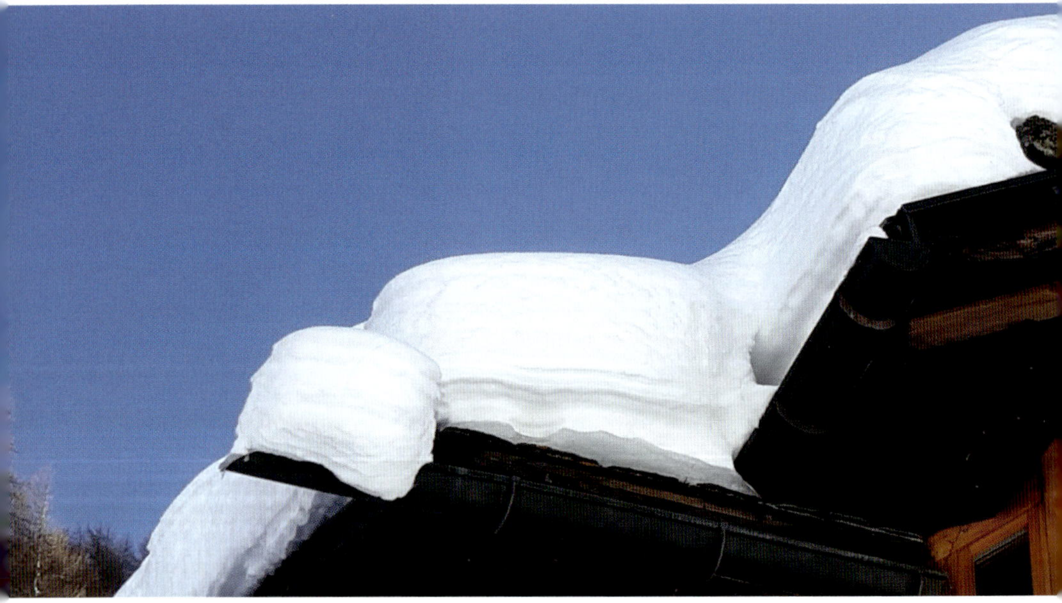

Geistiger Blickwinkel: Zwangsmissionierung der Religion des Materialismus und Transhumanismus

Die erstaunlichen Vorgänge seit Januar 2020 in der Coronakrise machen Sinn, wenn man sie vom Blickwinkel eines modernen Religionskrieges ansieht. Die neue materialistische Weltreligion führt mit religiösem Eifer eine weltweite Zwangsmissionierung durch. Die angebeteten Götter sind die soratisch-ahrimanischen Geister. Das ist aber geschickt verdeckt und auf den ersten Blick nicht erkennbar. Diese Religion tritt als „selbstverständliche Wahrheit" auf und ist nicht als formelle Religionsgemeinschaft organisiert. Eine ideologische Speerspitze ist der Transhumanismus, in dem das Ziel des Übergangs des Menschen zur Maschine formuliert wird.

Mir fiel diese Dimension wie Schuppen von den Augen, als 2020 zeitweise Tote keine letzte Ölung mehr bekamen und sogar Ostern ausfiel, es keine Gottesdienste gab und stattdessen am Ostersonntag, dem wichtigsten christlichen Feiertag, dem Tag der Erlösung, dem Tag der Auferstehung Christi, Bill Gates in der besten Sendezeit ein langes TV-Interview gab und sagte, dass nun alle sieben Milliarden Menschen geimpft und damit gerettet werden. In Religionskriegen werden alte Feiertage besetzt und mit den neuen Inhalten gefüllt. Bill Gates trat wie ein Prophet einer neuen Religion auf, ohne sich dessen selbst bewusst zu sein.

Das unausgesprochene Glaubensbekenntnis der materialistischen Weltreligion ist in etwa:

- Es gibt keine geistige Welt, sondern nur die materielle Welt. (Das ist genau die Inspiration der ahrimanischen Geister, die von sich behaupten, keine Geister zu sein.)
- Krankheit ist der Teufel, Sterben die Hölle. Beides muss vermieden werden.
- Unser Himmel ist das Überleben. Wir wollen das ewige Leben auf Erden.
- Unser Erlöser und Heiland sind die technische Medizin und die Impfung.
- Da wir nur aus Materie bestehen, können unsere Leiber durch Technik ersetzt werden.

Das ewige Leben erhalten wir, wenn auch unser Gehirn von einem Computer ersetzt wird. (Woran Transhumanisten heute tatsächlich arbeiten.)

- Die anderen Menschen sind gefährliche Virenschleudern. Fürchte deinen Nächsten.
- Unsere religiösen Rituale sind die soziale Distanzierung und Maskierung.
- Die Natur ist ärgerlich und anstrengend. Wir wollen nicht mehr von ihr abhängig sein. Wir wollen nicht mehr in die Natur schauen, sondern in Bildschirme. Wir bauen Retorten-Städte, auch das Essen soll in der Retorte erzeugt werden.
- Die Wissenschaft darf nur unseren Göttern dienen.
- Die anderen Religionen dürfen oberflächlich weitermachen, wenn sie im Kern unseren Göttern dienen.
- Wir sagen niemanden, dass das eine Religion ist, damit niemand auf die Idee kommt, dass man sich auch davon abwenden und sich mit anderen Göttern verbinden könnte.

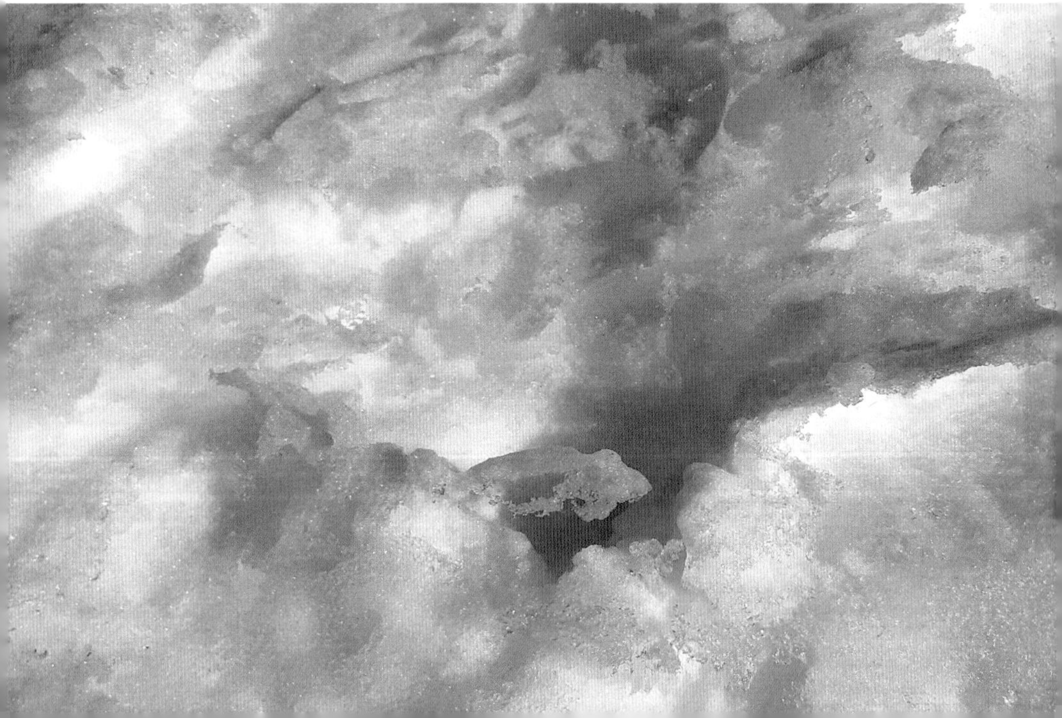

Was tun?

Vor dieser Frage „Was tun?" stehen wir schon seit Jahrzehnten, aber mit der Coronakrise wurde es sehr brennend. Ich sehe vor allem zwei Antworten:

Erstens ist es wichtig standzuhalten, die Verbindung zur realen geistigen Welt zu halten, selbst wenn diese für einen Großteil der Menschheit verloren ginge. Das muss durchgetragen werden, komme was wolle, damit in Zukunft daran wieder angeschlossen werden kann, wenn die nötigen Lernprozesse vollzogen sind. Es geht um geistige Resilienz und in Folge natürlich auch um gesellschaftliche Resilienz. Dafür dienen alle in diesem Heft beschriebenen Übungen.

Zweitens geht es darum, das soratische Wirken durch geistheilerische Mittel zu erlösen und die ahrimanischen Geister davon zu befreien. Das ist möglich, denn Christus, die Scharen Michaels und viele weitere Geister können damit gut umgehen und stehen dazu bereit. Hier tiefer einzusteigen ist eine Aufgabe für Spezialisten, man sollte sich nicht damit belasten, wenn man sich nicht dazu berufen fühlt. Aber durch Gebete und geistige Arbeit kann das jede und jeder mittragen.

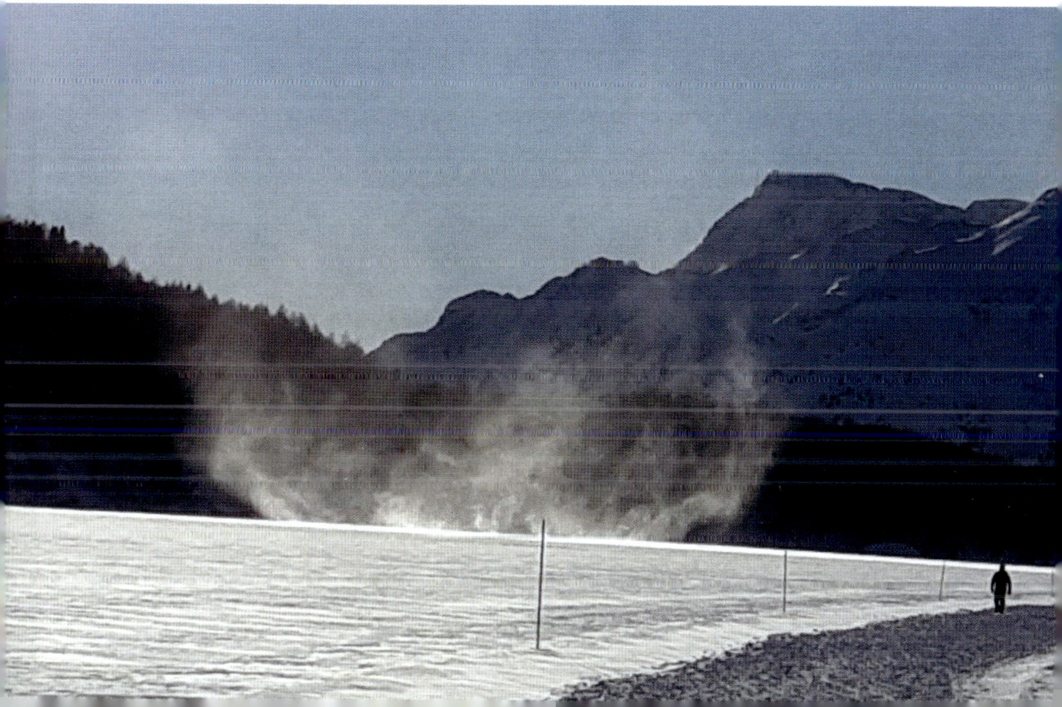

Anmerkungen:

1) https://www.preprints.org/manuscript/202010.0330/v2
https://macdonaldlaurier.ca/files/pdf/20201209_Rethinking_lockdowns_Joffe_COMMENTARY_FWeb.pdf
(2) Z.B. Angela Merkel: https://www.focus.de/politik/deutschland/corona-schock-fuer-kanzlerin-merkel-raeumt-in-interner-schalte-ein-uns-ist-das-ding-entglitten_id_12909341.html)
(3) https://tkp.at/2021/01/11/stanford-studie-mit-top-medizin-wissenschaftler-ioannidis-zeigt-keinen-nutzen-von-lockdowns/?fbclid=IwAR0vb0LE3LnM1iYJ_Obh57M8IlowBg_3BMyvERDdTRAH9hIbvaBdebTOU_8)
(4) https://reitschuster.de/post/merkel-harter-corona-kurs-ist-politische-entscheidung/
(5) https://www.destatis.de/DE/Themen/Gesellschaft-Umwelt/Bevoelkerung/Sterbefaelle-Lebenserwartung/_inhalt.html
(6) https://www.rki.de/DE/Content/InfAZ/N/Neuartiges_Coronavirus/Situationsberichte/Jan_2021/2021-01-02-de.pdf?__blob=publicationFile
(7) https://www.rki.de/DE/Content/InfAZ/N/Neuartiges_Coronavirus/Situationsberichte/Jan_2021/2021-01-19-de.pdf?__blob=publicationFile
(8) https://tkp.at/2021/01/17/keine-beweise-fuer-ansteckung-durch-asymptomatische-personen/
https://tkp.at/2020/12/21/gibt-es-beweise-fuer-asymptomatische-ansteckung/
https://tkp.at/2020/10/27/coronavirus-so-ansteckend-sind-asymptomatisch-infizierte/
https://tkp.at/2020/08/20/asymptomatische-uebertragung-gibt-es-das-studien/
https://sciencefiles.org/2020/12/28/explosive-studie-asymptomatische-falle-nicht-ansteckend-kein-grund-fur-lockdowns/?highlight=asymptomatisch
https://sciencefiles.org/2020/12/22/vorsatzlich-sittenwidrig-geschadet-christian-drosten-mit-einem-bein-vor-gericht/?highlight=asymptomatisch
https://sciencefiles.org/2020/12/28/das-asymptomatische-sars-karten-haus-sturzt-ein-nachste-studie-findet-kaum-asymptomatische-ubertragung/?highlight=asymptomatisch
https://corona-transition.org/symptomlose-seien-nun-die-treiber-der-pandemie-die-who-widerspricht
https://corona-transition.org/who-corona-infizierte-ohne-symptome-sind-keine-ubertrager
(9) https://tkp.at/2021/02/15/propaganda-der-regierung-zu-gefaehrlichen-mutationen-wahr-oder-unwahr/
https://tkp.at/2021/02/14/epidemiologe-virus-varianten-machen-nicht-mehr-krank/
https://tkp.at/2021/02/12/varianten-in-suedafrika-und-england-haben-rueckgang-nicht-aufhalten-koennen/

(10) https://www.kekstcnc.com/media/2793/kekstcnc_research_covid-19_opinion_tracker_wave-4.pdf?fbclid=IwAR0hMcddEZUPICYBWNPRwSICf8SaZ32RPFkW_Bzuz5qmiLG2TZU-P88L6N5A
https://www.spiegel.de/psychologie/die-angst-vor-corona-ist-groesser-als-das-tatsaechliche-risiko-a-80c1a0c8-c5c3-46f2-ba45-22a6270e1db8
(11) https://wiki.sonnenstaatland.com/wiki/R%C3%BCdiger_Hoffmann?fbclid=IwAR13z6obkZvznaWldQ73i3HLqzoyktEqFt_XLQXXuuVDOU4wPjA49RcUlWs#Sturm_auf_den_Reichstag_und_andere_Veranstaltungen
(12) https://www.heise.de/tp/features/Kommt-Sars-CoV-2-aus-dem-Labor-5030073.html
https://www.researchgate.net/publication/349302406_Studie_zum_Ursprung_der_Coronavirus-Pandemie
(13) https://spuren.ch/content/single-ansicht-news/datum////tanz-auf-der-schwelle.html

www.Anthroposophische-Meditation.de

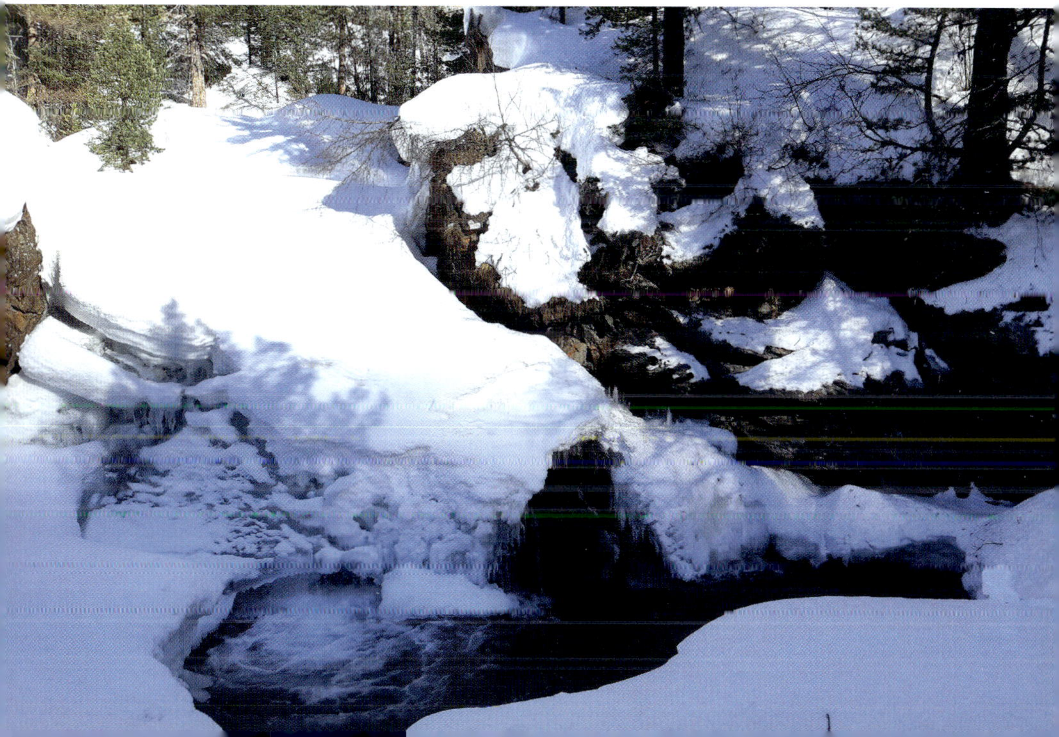

Rudolf Steiner zu Furcht und Heilkraft

„In unserer Zeit gibt es bekanntlich eine Furcht, die sich ganz sinngemäß vergleichen lässt mit der mittelalterlichen Furcht vor Gespenstern. Das ist die heutige Furcht vor den Bazillen. Die beiden Furchtzustände sind sachlich ganz dasselbe. Sie sind auch insofern ganz dasselbe, als ein jedes der beiden Zeitalter, das Mittelalter und die Neuzeit sich so verhalten, wie es sich für sie schickt. Das Mittelalter hat einen gewissen Glauben an die geistige Welt; es fürchtet sich selbstverständlich dann vor geistigen Wesenheiten. Die neuere Zeit hat diesen Glauben an die geistige Welt verloren, sie glaubt an das Materielle, sie fürchtet sich also vor materiellen Wesenheiten, wenn diese auch noch so klein sind. (...)

Nun handelt es sich darum, und das ist das Wesentliche, was heute hervorgehoben werden soll, dass Bazillen nur dann gefährlich werden können, wenn sie gepflegt werden. (...) Bazillen werden am intensivsten gepflegt, wenn der Mensch in den Schlafzustand hineinnimmt nichts anderes als materialistische Gesinnung. (....) Es gibt noch wenigstens *ein* Mittel, das ebenso gut ist wie dieses. Das ist, in einem Herd von epidemischen oder endemischen Krankheiten zu leben und nichts anderes aufzunehmen als die Krankheitsbilder um sich herum, indem man einzig und allein angefüllt ist mit der Empfindung der Furcht vor dieser Krankheit. (...) Wenn man nichts anderes vorbringen kann vor sich selber als Furcht vor den Krankheiten, die sich rundherum abspielen in einem epidemischen Krankheitsherd und mit dem Gedanken der Furcht hineinschläft in die Nacht, so erzeugen sich in der Seele die unbewussten Nachbilder, Imaginationen, die durchsetzt sind von Furcht. Und das ist ein gutes Mittel, um Bazillen zu hegen und zu pflegen. Kann man nur ein wenig mildern diese Furcht durch werktätige Liebe zum Beispiel, wo man unter den Verrichtungen der Pflege für die Kranken etwas vergessen kann, dass man auch angesteckt werden könnte, so mildert man auch durchaus die Pflegekräfte für die Bazillen. (...)

Unsäglich reicher für die Menschheitszukunft könnte man wirken, wenn man den Menschen Vorstellungen überlieferte, durch die sie vom Materialismus weggebracht werden und zu werktätiger Liebe vom Geiste aus angespornt werden könnten. Man wird sich daran gewöhnen müssen, dass dasjenige, was man direkt als Heilkraft der Geisteswissenschaft zu betrachten hat, wirken muss durch die menschliche Gemeinschaft."

(Rudolf Steiner in Basel am 5. Mai 1914, GA 154)